Krämer

Diagnose Epilepsie

Liebe Leserin, lieber Leser,

wenn es um die eigene Gesundheit geht, darf man nichts dem Zufall überlassen. „Für eine bessere Medizin und mehr Gesundheit im Leben“: So lautet das Qualitätsversprechen der Marke Thieme. Ärztlich Tätige, Pflegekräfte, Physiotherapeuten oder Hebammen – sie alle verlassen sich darauf, dass sie von Thieme, dem führenden Anbieter von medizinischen Fachinformationen und Services, die entscheidenden Informationen zur richtigen Zeit am richtigen Ort bekommen. So können sie die Menschen, die sich ihnen anvertrauen, bestmöglich unterstützen. Auch Sie können sich auf die TRIAS Ratgeber mit dem Thieme Qualitätssiegel verlassen! Diese Informationsangebote helfen Ihnen dabei, die richtigen Entscheidungen zu treffen, wenn es um Ihre Gesundheit geht, selbst daran mitzuwirken, gesund zu werden, sich gesund zu erhalten oder das Fortschreiten einer Erkrankung zu vermeiden. Mit einem TRIAS Titel aus dem Hause Thieme überlassen Sie Ihre Gesundheit nicht dem Zufall!

Ihr TRIAS Team

Der Autor

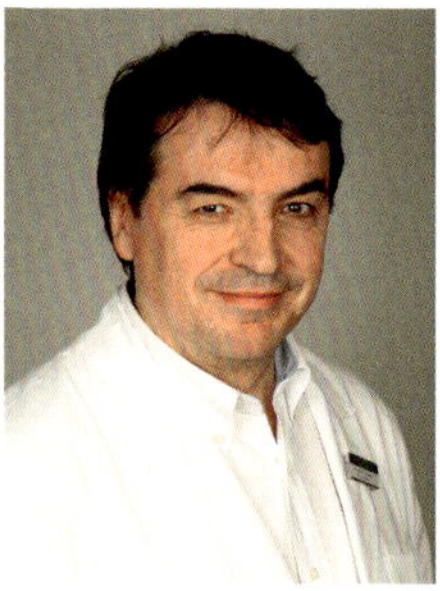

Dr. med. Günter Krämer ist Facharzt für Neurologie und war von 1994 bis 2013 Medizinischer Direktor des Schweizerischen Epilepsie-Zentrums in Zürich. Seitdem ist er noch in Teilzeit in einer Praxis in Zürich (https://bellevue.neurozentren.ch) tätig. Neben wissenschaftlichen Aktivitäten und Mitgliedschaften in vielen nationalen und internationalen Fachgesellschaften (u.a. 2001–2016 Präsident der Schweizerischen Liga gegen Epilepsie und Mitgliedschaft in verschiedenen Gremien der Deutschen Gesellschaft für Epileptologie und Internationalen Liga gegen Epilepsie) hat er sich seit vielen Jahren besonders für die Patienteninformationen engagiert.

Dr. med. Günter Krämer

Diagnose Epilepsie

- Die Krankheit verstehen
- Die besten Therapien nutzen
- Den Alltag gestalten

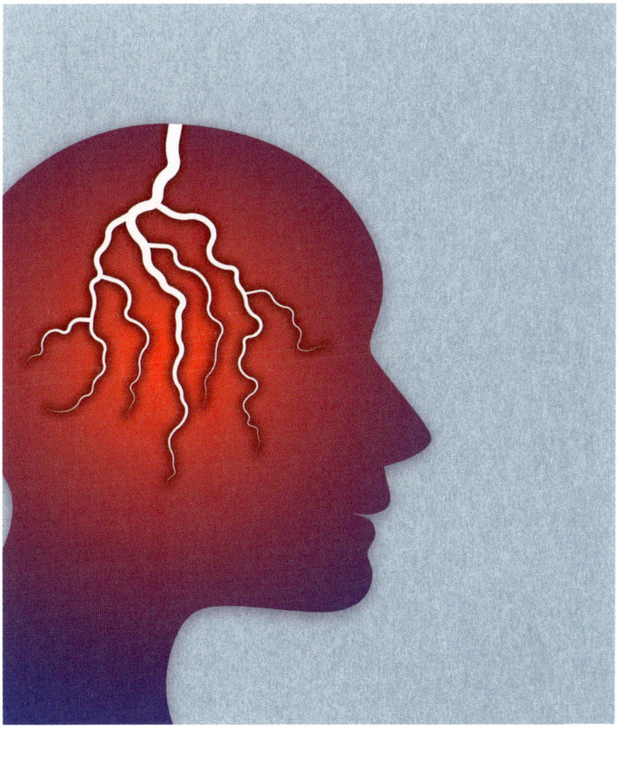

TRIAS

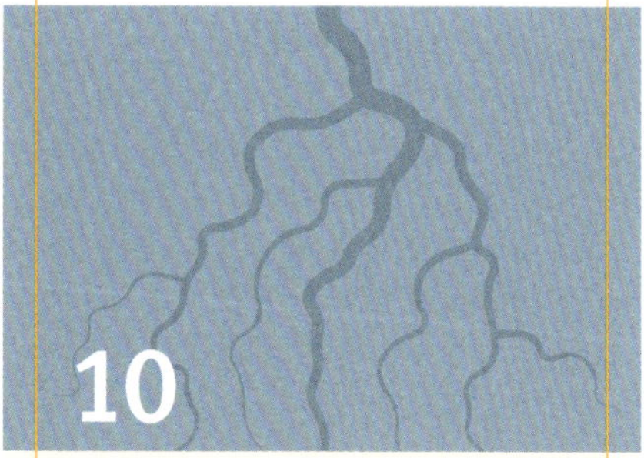

Was Sie wissen sollten

Wird die Diagnose Epilepsie gestellt, tauchen viele Fragen auf. Hier finden Sie die wichtigsten medizinischen Grundlagen.

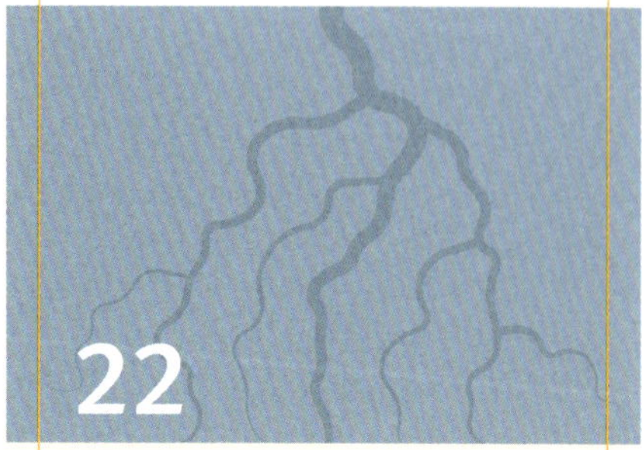

Ursachen und Auslöser

Kann bei einer beginnenden Epilepsie keine Ursache und kein Auslöser gefunden werden, liegt zumindest keine schwere Erkrankung vor.

37

Häufige Anfallsformen

Epileptische Anfälle werden in verschiedene Gruppen eingeteilt. Sie können nur einen Teil oder das ganze Gehirn betreffen.

55

Wichtige Epilepsieformen

Treten bestimmte Symptome regelmäßig in Kombination auf, werden Sie als typische Krankheitsbilder benannt.

110

Leben mit Epilepsie

Betroffene sollten trotz ihrer Epilepsie ein möglichst normales Leben führen.

Vorwort

Fast zehn Jahre nach Erscheinen der »Diagnose Epilepsie« halten Sie nun eine aktualisierte Auflage in Händen. Sie ist aus dem Bedürfnis heraus entstanden, eine kurzgefasste Darstellung der wichtigsten Aspekte von Epilepsien zur Verfügung zu stellen. Mein inzwischen in vierter Auflage vorliegendes Buch »Das große TRIAS-Handbuch Epilepsie« (TRIAS Verlag 2013, im Druck) ist im Vergleich zu dem vorliegenden Titel mehr als doppelt so umfangreich. Viele Leserinnen und Leser haben auf mein Nachfragen zwar verneint, dass dieses Buch für den an schnell verfügbaren Fakten interessierten »Durchschnittsleser« zu umfassend und mit zu viel Hintergrundwissen vollgepackt sei. Ich vermute jedoch, dass diese Einschätzung in erster Linie darauf beruht, dass die von mir Befragten meist überdurchschnittlich interessierte Mitglieder von Epilepsie-Selbsthilfegruppen waren. So passten ein bei mir selbst gewachsenes Bedürfnis und eine Anregung des Verlages zueinander, ein ergänzendes, sowohl kompakteres als auch vermehrt grafisch aufbereitetes Epilepsiebuch vorzulegen.

Ziel dieses Buches ist nicht, ein »Lehrbuch für Laien« vorzulegen. Es soll vielmehr unter Verzicht auf Selteneres eine knappe Orientierung zu den wichtigsten Fragen ermöglichen. Bei den häufigsten Anfalls- und Epilepsieformen erfolgt jeweils eine Besprechung aller wichtigen Aspekte ohne Notwendigkeit, beispielsweise zu den Ursachen, den erforderlichen Untersuchungen und zur Behandlung, an drei verschiedenen Stellen des Buches nachschlagen zu müssen. Beim Schreiben habe ich der Einfachheit halber in der Regel von »dem« Arzt gesprochen. Damit soll natürlich keinerlei Geschlechtsbevorzugung zum Ausdruck gebracht werden. Ergänzend zu den beiden genannten Titeln habe ich ebenfalls im TRIAS Verlag »Der erste epileptische Anfall« (TRIAS Verlag, 2006) herausgebracht. Dieses Buch wendet sich in erster Linie an Betroffene nach dem erstmaligen Auftreten eines Anfalls.

Mein Dank geht wie immer an meine Frau Doris, unsere Tochter Judith und unseren Sohn Dirk. Ohne sie hätte vieles in meinem Leben keinen Sinn.

Zürich, im Juni 2012 Günter Krämer

Was Sie wissen sollten

Wird die Diagnose Epilepsie gestellt, tauchen viele Fragen auf. Dabei ist die Kenntnis einiger medizinischer Grundlagen hilfreich, um sich mit der Krankheit zurechtzufinden.

Der erste epileptische Anfall ist für Betroffene und Angehörige meist ein Schock. Warum trifft es gerade einen selbst? Oder den nächsten Angehörigen? Oder gar ein Kind? Was bedeutet dieser Anfall für die Zukunft? Folgt in jedem Fall eine Epilepsie? In diesem Kapitel erhalten Sie in Kürze alle wirklich wichtigen Informationen, die Sie zum Verständnis von Anfällen und Epilepsie brauchen. Dabei werden auch die Häufigkeit und das Alter beim Beginn einer Epilepsie sowie Besonderheiten des ersten Anfalls eingehend besprochen.

Warum gerade ich?

Warum gerade ich? »Warum unser Angehöriger?« »Warum gerade mein/unser Kind?« Solche Fragen nach der Ursache drängen sich auf, wenn die Diagnose »Epilepsie« gestellt wird. Allerdings ist der genaue Grund für die meisten Epilepsien noch immer unbekannt, und trotz allen Fortschritts mit immer exakter werdenden Untersuchungsmöglichkeiten kommt es nach wie vor häufiger vor, dass der Arzt am Ende der Untersuchungen keine eigentliche Ursache gefunden hat. Selbst wenn diese Auskunft zunächst frustrierend sein kann, so bedeutet sie doch zumindest, dass am Gehirn keine Schäden zu erkennen sind, die für seine zeitweisen »Aussetzer« verantwortlich sind.

Hingegen finden sich häufiger bestimmte Hinweise, wie etwa »Zeichen einer erhöhten zerebralen Erregbarkeit« oder sogar »epilepsietypische Potenziale« im Elektroenzephalogramm (EEG; siehe S. 83), die je nach Lebensalter auch schon eine Antwort auf die Frage nach der zugrunde liegenden Ursache geben können. Besonders bei Kindern sind bestimmte EEG-Muster verlässliche Hinweise darauf, dass es sich um eine erbliche bzw. »genetische« Epilepsie handelt. Dies muss aber keineswegs bedeuten, dass die Eltern eine Epilepsie haben oder gehabt haben müssen, obwohl sich bei sorgfältiger Nachforschung in der weiteren Familie häufiger andere Betroffene finden. Erfreulicherweise sind diese »erblichen« Epilepsien fast ausnahmslos medikamentös leicht behandelbar und haben darüber hinaus eine starke Tendenz, spätestens bis zum Erreichen des Erwachsenenalters von alleine auszuheilen (»sich auszuwachsen«).

WISSEN

Auch mit der derzeit empfindlichsten Untersuchungsmethode zur Abklärung der Ursache einer Epilepsie, der sogenannten Magnetresonanztomographie, lässt sich nur bei etwa 30–40 % der Menschen, bei denen eine Epilepsie festgestellt wird, die Ursache herausfinden.

In jedem Lebensalter können Hirntumoren oder die Folgen von Schlaganfällen oder Kopfverletzungen Ursachen sein. Daneben kommen auch entzündliche Krankheiten des Gehirns oder Folgezustände von schon von Geburt an vorhandenen Fehlbildungen in Frage (siehe folgende Abbildung).

Geht man bei einem durchschnittlichen Risiko an Epilepsie zu erkranken von einem angenommenen Wert 1 aus, so zeigt sich in einer Übersicht, dass bestimmte Faktoren, wie etwa eine Kopfverletzung oder Hirnhautentzündung das Erkrankungsrisiko deutlich steigern. Am auffälligsten ist dies bei einer Steigerung fast um den Faktor 600 für Schussverletzungen des Gehirns, die ja aber Gott sei Dank sehr selten sind.

wichtig

In jedem Fall sollten Betroffene sich so früh wie irgend möglich von dem Gedanken befreien, dass sie selbst für ihre Epilepsie, für die ihres Angehörigen oder für die ihres Kindes verantwortlich sind. Derartige Schuldgefühle sind bis auf ganz seltene Ausnahmen – wenn jemand sich z. B. im Rahmen eines Alkoholrausches eine schwere Kopfverletzung zugezogen hat – völlig unbegründet und stellen eine überflüssige Belastung dar.

▼ Mögliche Ursachen von Epilepsien.

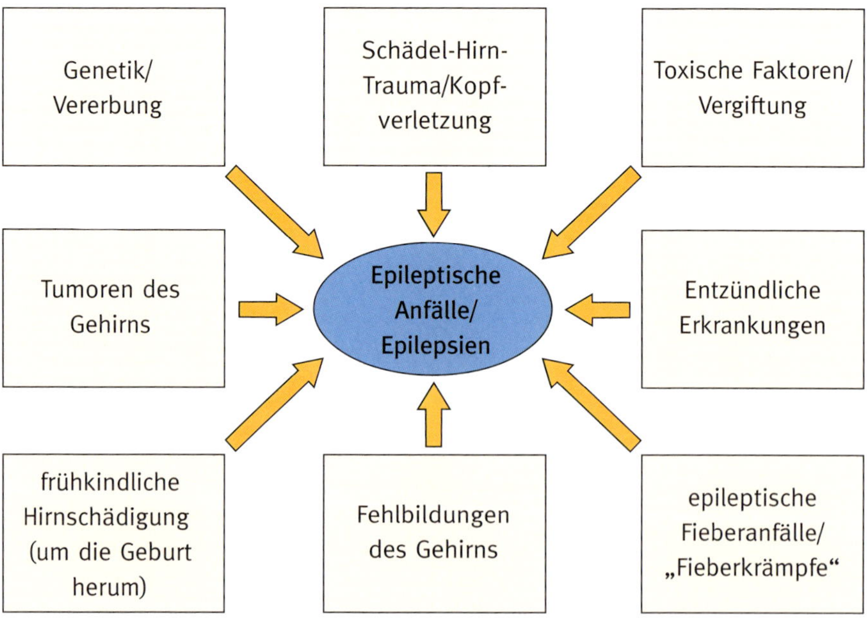

Eine häufige Ursache von epileptischen Anfällen ist bei Kindern bis zum fünften Lebensjahr hohes Fieber. Diese »Fieberkrämpfe« sind jedoch in aller Regel nur auf das Kleinkindalter beschränkte sogenannte Gelegenheitsanfälle (siehe S. 24), und nur bei etwa 2–3 % dieser Kinder kommt es später auch zu einer Epilepsie. Bei Jugendlichen und Erwachsenen gilt Ähnliches für die im Zusammenhang mit Schlafentzug und Alkoholmissbrauch auftretenden Anfälle.

Darüber hinaus hängt die Frage nach der (wahrscheinlichsten) Ursache einer Epilepsie sehr von individuellen Faktoren ab, in erster Linie vom Lebensalter, der Anfallsart und dem Erdteil, in dem man lebt:

- Alter bei Beginn
  - Neugeborene: oft Sauerstoffman-

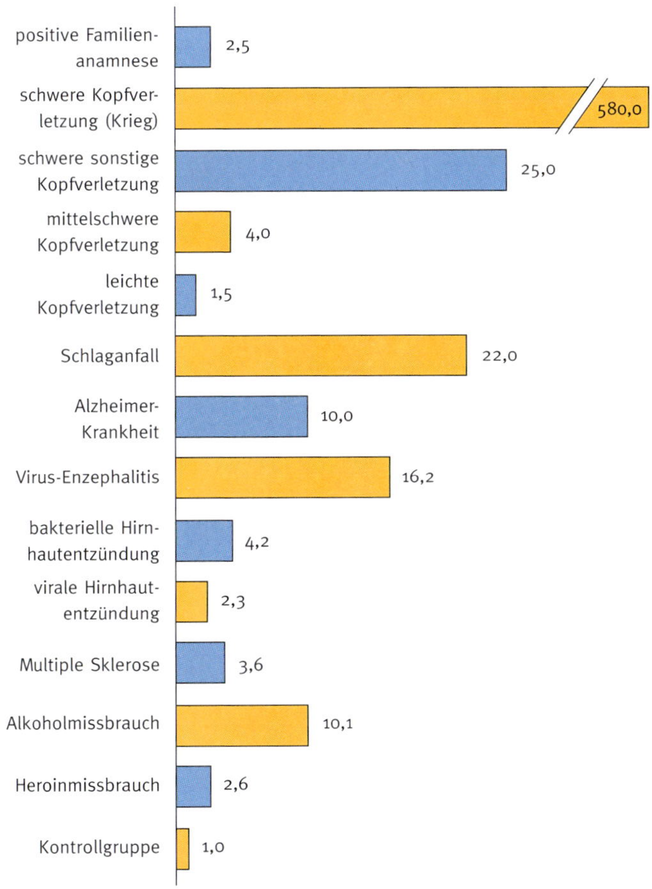

▶ Risikofaktoren für das Auftreten einer Epilepsie.

gel des Gehirns unter der Geburt oder Stoffwechselstörungen
  - Klein- und Schulkinder: am häufigsten genetisch bzw. erblich (mit-)bedingt
  - Erwachsene: zahlreiche verschiedene Ursachen möglich
  - höheres Lebensalter: Durchblutungsstörungen des Gehirns
- Anfallsart
  - generalisierte, von Anfang an beide Großhirnhälften beteiligende Anfälle: eher keine umschriebene Hirnschädigung
  - fokale, nur einen umschriebenen Teil des Gehirns beteiligende Anfälle: wahrscheinlich umschriebene Hirnschädigung
- Wohnort/Land:
  - Während dies in Mitteleuropa eine absolute Rarität ist, stellt die häufigste Ursache von Epilepsien in manchen afrikanischen Ländern eine Malaria mit Beteiligung des Gehirns dar, und in manchen südamerikanischen Ländern gilt dies – aufgrund schlechter hygienischer Verhältnisse – für einen Befall des Gehirns mit Larven des Schweinebandwurms!

Die wichtigsten Begriffe

Es gibt mehr als zehn verschiedene Formen epileptischer Anfälle und noch weitaus mehr Formen von Epilepsien, auch weil diese mit einer Kombination mehrerer verschiedener Anfallsformen einhergehen können. Jeder betroffene Mensch hat in der Regel nur eine Epilepsieform mit einer bis drei Anfallsformen. Die Abstände zwischen den einzelnen Anfällen können zwischen Sekunden, Jahren und sogar Jahrzehnten schwanken.

WISSEN

Epileptische Anfälle sind Ausdruck kurz andauernder, verstärkter und sich gegenseitig aufschaukelnder Entladungen von Nervenzellen im Gehirn und kommen rund hundertmal häufiger vor als Epilepsien. Von einer Epilepsie spricht man erst bei einer Neigung zu wiederholten epileptischen Anfällen (entweder einem Anfall mit erkennbarem hohen Wiederholungsrisiko oder mindestens zwei Anfällen im Abstand von mehr als 24 Stunden) ohne erkennbare Erklärung für den Zeitpunkt ihres Auftretens.

Unterschiedliche Anfallsformen

Epileptische Anfälle können sehr unterschiedlich aussehen. Sie können ohne Schrei und Bewusstlosigkeit einhergehen, ohne Steifwerden, Zungenbiss und Umfallen, ohne Blauwerden und »Krampfen«. Sie können so harmlos sein, dass weder die Betroffenen selbst irgendetwas davon mitbekommen noch anderen Menschen etwas auffällt, wenn sie bei einem Anfall anwesend sind. Einziges Zeichen eines epileptischen Anfalls kann beispielsweise eine eigenartige Geschmacksempfindung, eine Unaufmerksamkeit von wenigen Sekunden oder ein kurzes Kribbeln in einem Arm sein.

wichtig

Epileptische Anfälle können ganz verschieden aussehen und auch ablaufen, ohne dass der Betroffene oder seine Umgebung etwas davon merken.

Zeichen epileptischer Anfälle

Jede Nervenzelle und jeder Nervenzellverband im Gehirn kann »epileptisch« werden, was dazu führt, dass sie in ihrer normalen Tätigkeit gestört oder unterbrochen werden. Wenn die Zellen etwa für Wahrnehmungen im Bauch zuständig sind, kann es zu einem eigenartigen Gefühl in der Magengrube kommen, das sich typischerweise von dort über die Speiseröhre nach oben bis hin zum Kopf ausbreitet. Sind die Nervenzellen für die Geruchsempfindung verantwortlich, kommt es zu einer Riechstörung; sind sie für das Sehen verantwortlich, kann es beispielsweise zu Wahrnehmungen von Blitzen oder anderen Lichtreizen kommen. Sind die Nervenzellen am Gedächtnis beteiligt, drückt sich dies in einer Störung des Lernens und gegebenenfalls auch in einer Unterbrechung des Bewusstseins mit hinterher bestehender Erinnerungslücke aus.

Wie ein epileptischer Anfall abläuft

Was genau im Gehirn zu Beginn eines epileptischen Anfalls passiert bzw. was als unmittelbare Ursache des Anfalls angesehen werden kann, ist größtenteils noch unbekannt. Die meisten

> **WISSEN**
>
> Einfach gesagt sind epileptische Anfälle Ausdruck einer vorübergehenden Funktionsstörung von Nervenzellen, wobei die Auswirkungen des Anfalls davon abhängen, welche Aufgaben die beteiligten Nervenzellen normalerweise haben. Jedes Lebewesen, das ein Gehirn hat, kann epileptische Anfälle bekommen.

Nervenzellen entladen oder »feuern« normalerweise relativ langsam oder auch längere Zeit überhaupt nicht. Eine »epileptisch« gewordene Nervenzelle feuert entweder andauernd schnell hintereinander oder in Salven beziehungsweise Impulsserien.

Eine Störung einer einzelnen Nervenzelle würde jedoch niemals ausreichen, um bei einem Menschen einen Anfall auszulösen. Dazu kommt es erst, wenn sehr viele, normalerweise in ihrer Tätigkeit aufeinander abgestimmte Zellen gleichzeitig diese Störung haben und sich gegenseitig »aufschaukeln«. Erst dann lässt sich ein beginnender Anfall auch durch Veränderungen an der Kopfoberfläche erkennen – sichtbar im Elektroenzephalogramm (EEG) .

Bei epileptischen Anfällen kommt es also zu einem Zusammenwirken eines ganzen Netzwerks vorübergehend übermäßig aktiver Nervenzellen, die gewissermaßen außer Kontrolle geraten. Der Ort und das Ausmaß der epileptischen Entladungen bestimmen die Anfallsform und deren Auswirkungen. Bei sogenannten primär generalisierten Anfällen, wie beispielsweise Absencen (siehe S. 38), sind von Beginn an beide Großhirnhälften beteiligt, was auch erklärt, warum die Betroffenen nichts vom Beginn der Anfälle wissen. Im Gegensatz dazu sind die epileptischen Entladungen bei fokalen Anfällen zunächst auf einen Teil einer Gehirnhälfte beschränkt, können sich von dort aber weiter ausbreiten und unter Umständen schließlich ebenfalls das ganze Gehirn beteiligen.

WISSEN

Das Großhirn besteht aus zwei Hälften, die sich wie die beiden Hälften einer Walnuss spiegelbildlich entsprechen. Sie stehen durch in der Mitte liegende Verbindungsabschnitte und über den Hirnstamm miteinander in Kontakt. Die Tätigkeit der Nervenzellen ist für unser Denken, Fühlen und Handeln verantwortlich. Kommt es zu einer Störung, kann eine der möglichen Folgen das Auftreten epileptischer Anfälle sein.

Die Folgen eines epileptischen Anfalls

Die abnormen Erregungen von Nervenzellen führen dazu, dass die vom Gehirn über das Rückenmark und die Nerven in die verschiedenen Körperabschnitte bzw. von dort zurück zum Gehirn laufenden elektrischen Impulse gestört oder unterbrochen werden, weshalb es zu vielfältigen unwillkürlichen und oft nicht bewusst erlebten Abläufen kommen kann.

Während beispielsweise im normalen Wachzustand die unter anderem mit den Augen und Ohren aufgenommenen Informationen über die Umwelt vom Gehirn laufend verarbeitet werden, um bei Bedarf darauf reagieren zu können, kann es bei einem Anfall zur Unterbrechung dieser Bahnen kommen. Das führt dann dazu, dass die Betroffenen zwar mit offenen Augen schauen, aber gleichzeitig »abwesend« wirken und nicht reagieren. Ein anderes Beispiel ist das vermehrte Anspannen oder auch Entspannen der Muskulatur in den Beinen, was zu Störungen des Gleichgewichts und Stürzen führen kann. Auch eine Erinnerungslosigkeit beruht auf derartigen Störungen.

Wichtig zu wissen ist, dass bei einer Epilepsie das Gehirn, beziehungsweise Teile des Gehirns, nur in der kurzen Zeit eines Anfalls gestört sind; zwischen Anfällen, also in 99,9 % der Zeit, funktioniert es normal.

Häufigkeit und Alter beim Beginn

Epilepsien sind verbreiteter, als die meisten Menschen glauben. Knapp 1 % aller Menschen leidet an einer Epilepsie; weltweit wird mit mindestens 50 Millionen Betroffenen gerechnet.

Epileptische Anfälle können im Prinzip bei jedem Menschen auftreten, dessen Gehirn plötzlich geschädigt oder durch eine akute Erkrankung in Mitleidenschaft gezogen wird. Im Verlauf des Lebens kommt es bei etwa 3–4 % der Bevölkerung ohne erkennbaren Grund oder Anlass zu wiederholt auftretenden epileptischen Anfällen und damit zu einer Epilepsie, die zum Teil aber nur vorübergehend aktiv ist. In Deutschland wird geschätzt, dass mindestens sechs bis sieben Betroffene pro 1 000 Einwohner, also insgesamt etwa 500 000 Personen mindestens einen Anfall in den letzten fünf Jahren hatten oder medikamentös behandelt werden.

Die Zahl der Neuerkrankungen an Epilepsie pro Jahr wird auf 30–50 pro 100 000 Menschen geschätzt. Dies bedeutet in Deutschland rund 30 000 neu erkrankte Menschen pro Jahr. So wie

▼ Epilepsien treten bei Kindern und älteren Menschen häufiger auf.

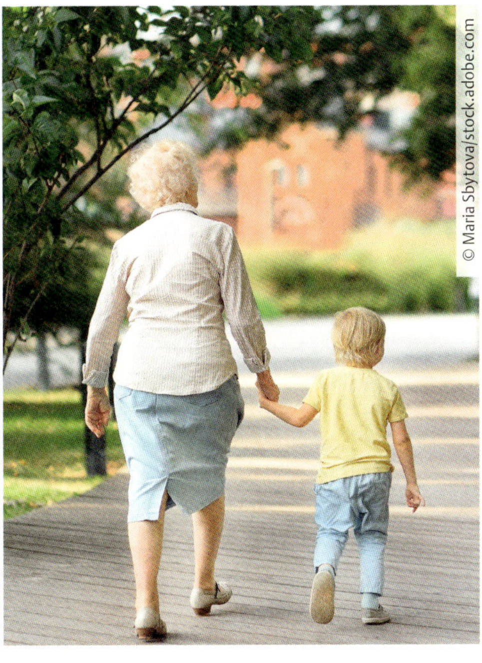

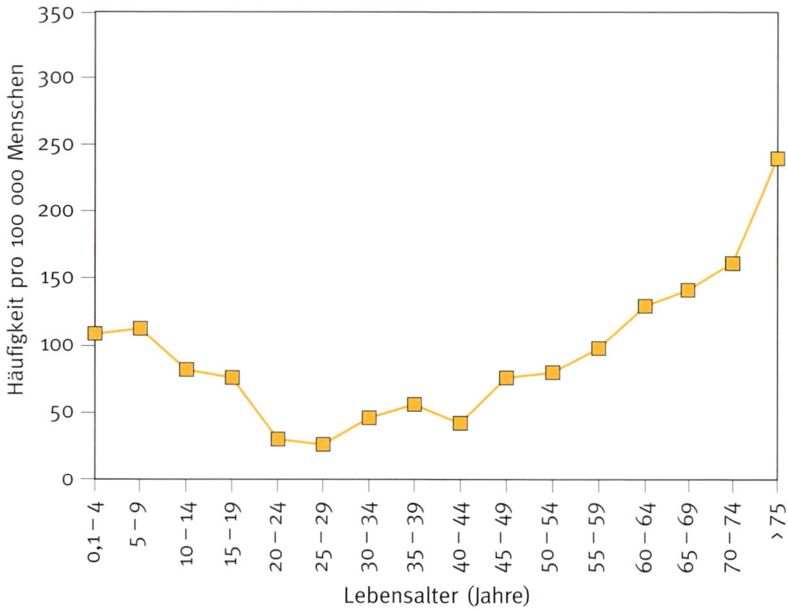

▲ So häufig treten Epilepsien mit fokalen und generalisierten Anfällen in Abhängigkeit vom Lebensalter auf.

die allgemeine Krankheitshäufigkeit ist auch die Häufigkeit an Neuerkrankungen altersabhängig. Sie zeigt bezogen auf das Lebensalter einen J-förmigen Verlauf mit den höchsten Werten in den ersten beiden Lebensjahren und jenseits des 60. und 70. Lebensjahrs.

Etwa ein Viertel der Epilepsien tritt in den ersten beiden Lebensjahrzehnten auf. In den folgenden vier Jahrzehnten bis zum 60. Lebensjahr beginnen dann vergleichsweise wenige Epilepsien, während es danach wieder zu einem deutlichen Anstieg kommt. Epilepsien entwickeln sich also immer mehr von einer Kinderkrankheit zu einer Krankheit des höheren Lebensalters!

Der erste Anfall

Der erste bewusst erlebte oder beobachtete epileptische Anfall bleibt vielen Menschen mit Epilepsie und auch den Angehörigen oder Augenzeugen oft besonders dramatisch in Erinnerung. Wenn es sich um einen »großen« (generalisierten tonisch-klonischen oder »Grand-mal-«Anfall, siehe S. 47) gehandelt hat, wissen die Betroffenen von diesem Anfall manchmal nur das, was ihnen hinterher erzählt wurde. Sie selbst können sich lediglich daran erinnern, dass irgendetwas »Komisches« passiert ist und dass sie später irgendwo (z. B. auf dem Boden liegend, in einem Krankenwagen oder auch erst im Krankenhaus) wieder zu sich gekommen sind und nicht wussten, wie sie dorthin gekommen waren. Umstehende Menschen hätten oft ebenfalls erschrocken gewirkt und z. B. gefragt, ob es denn jetzt besser gehe.

wichtig

Eine wirklich wichtige Unterscheidung: Nicht jeder Mensch mit einem oder mehreren Anfällen hat auch eine Epilepsie.

Wenn der erste Schreck vorbei ist, folgt eine ärztliche Untersuchung und in vielen Fällen auch die Feststellung oder zumindest Verdachtsdiagnose, dass es sich mit mehr oder weniger großer Sicherheit um einen epileptischen Anfall gehandelt hat. Bei vielen Betroffenen stellen sich dann Angst, Furcht, Zorn oder auch Hilflosigkeit und Schuldgefühle ein. Einige fragen sich, warum ausgerechnet ihnen das passiert ist und fühlen sich niedergeschlagen und unzufrieden.

wichtig

Ein erster epileptischer Anfall ist nicht mit einer Epilepsie gleichbedeutend und berechtigt meist auch nicht zur Stellung der Diagnose einer Epilepsie. Auch mehrere epileptische Anfälle sind noch keine Epilepsie, wenn ihre Ursachen oder Auslöser akut aufgetreten und erkennbar sind.

Der erste Anfall ist nicht unbedingt der Beginn einer Epilepsie

Fast jeder zehnte Mensch hat irgendwann im Verlauf seines Lebens zumindest einen epileptischen Anfall. Am häufigsten sind »akute symptomatische« Anfälle mit erkennbaren Ursachen oder Auslösern, die durch besondere Umstände begünstigt oder provoziert wurden. Bekanntestes Beispiel solcher provozierter Anfälle sind in der frühen Kindheit die fiebergebundenen epileptischen Anfälle oder »Fieberkrämpfe« sowie bei Jugendlichen und Erwachsenen Anfälle etwa bei Alkohol- oder Schlafentzug. Auch in den ersten Stunden und Tagen nach schweren Kopfverletzungen oder Durchblutungsstörungen des Gehirns auftretende Anfälle gehören dazu. Das Wiederholungsrisiko für solche Anfälle ist relativ gering, sofern die auslösenden Bedingungen nicht wieder auftreten, gemieden werden, folgenlos ausheilen, oder behoben werden können (siehe S. 23).

Nach einem nicht provozierten ersten großen Anfall kann man davon ausgehen, dass etwa die Hälfte aller Betroffenen ohne medikamentöse Behandlung innerhalb von zwei Jahren einen weiteren Anfall ohne erkennbare aktuelle Ursache oder Auslöser und damit eine Epilepsie entwickelt. Zumindest bei Erwachsenen ist das Wiederholungsrisiko bei fokalen Anfällen höher als bei generalisierten Anfällen, und im höheren Lebensalter ist es höher als bei jüngeren Erwachsenen.

Erster Anfall oder erster beobachteter Anfall?

Oft ist ein vermeintlich erster Anfall nicht der wirklich erste, sondern nur der erste beobachtete, der erste tagsüber aufgetretene oder der erste »dramatischere«. Gerade wenig eindrucksvolle und beängstigende Anfallsformen wie beispielsweise Absencen (siehe S. 38) oder Myoklonien (siehe S 71) führen fast nie schon nach dem ersten Anfall zum Arztbesuch. Die verschiedenen Begriffe sind in der folgenden Tabelle nochmals übersichtlich zusammengestellt und erläutert.

Beim Arzt

Meist erbringt die erste körperliche Untersuchung durch den Arzt keinen auffälligen Befund. Manchmal finden sich noch Hinweise auf den Anfall, wie etwa eine geschwollene und schmerzhafte Zunge nach einem Zungenbiss. Das Elektroenzephalogramm (EEG) gehört zwar zur Grunduntersuchung, zeigt aber oft normale Werte. Das kann auch daran liegen, dass es erst Tage oder sogar Wochen nach dem Anfall abgeleitet wurde. Bei »genetischen« (früher sogenannten »idiopathischen«), familiär gehäuft auftretenden Epilepsieformen finden sich allerdings auch dann noch häufiger für eine Epilepsie typische Veränderungen.

Behandlung beginnen oder abwarten

Ob man schon nach einem ersten epileptischen Anfall mit einer medikamentösen Behandlung beginnt oder zunächst den weiteren Verlauf abwartet, hängt bei jedem einzelnen Betroffenen von der Art des Anfalls sowie den Umständen ab und kann nicht allgemeingültig festgelegt werden. Am wichtigsten für diese Entscheidung ist das Wiederholungsrisiko weiterer Anfälle. Neben den Untersuchungsergebnissen spielen dabei das Alter des Betroffenen, die Familienanamnese sowie mögliche Ursachen und Auslöser des ersten Anfalls eine Rolle.

Der Beginn einer medikamentösen Dauerbehandlung nach einem ersten unprovozierten generalisierten tonisch-klonischen Anfall kann zwar das Risiko eines weiteren Anfalls in den nächsten Jahren ungefähr halbieren, dennoch besteht langfristig kein sicherer Vorteil gegenüber dem Abwarten eines zweiten Anfalls, wenn es beispielsweise darum geht, eine dauerhafte Anfallsfreiheit zu erreichen. Man muss also nicht befürchten, dass sich die Behandlungsaussichten durch Abwarten nach einem ersten Anfall verschlechtern.

Wichtige Begriffe.

	Beschreibung, Anfallshäufigkeit
epileptischer Anfall	ein Anfall (erster, wiederholter oder bei bekannter Epilepsie)
Gelegenheitsanfall	ein durch provozierende Bedingungen ausgelöster Anfall (bei Kleinkindern z. B. Fieber, bei Erwachsenen z. B. Alkohol- und Schlafentzug) ohne Hinweise auf eine (beginnende) Epilepsie
akuter symptomatischer Anfall	ein Anfall infolge einer akuten ursächlichen Störung oder Schädigung des Gehirns (z. B. Kopfverletzung, Hirntumor)
Oligo-Epilepsie	seltene Anfälle ohne jeweils erkennbare Ursache oder Auslöser im Abstand von Jahren (problematischer Begriff)
Epilepsie	mindestens ein Anfall mit erkennbar hohem Wiederholungsrisiko oder zwei Anfälle im Abstand von mindestens 24 Stunden ohne jeweils erkennbaren Anlass; Anfallshäufigkeit hängt von der Epilepsieform und -schwere ab

Ursachen und Auslöser

Auch wenn sich bei beginnender Epilepsie häufig weder Ursachen noch Auslöser finden lassen, so bedeutet diese Nachricht doch auch, dass keine schwerwiegende Erkrankung des Gehirns, wie zum Beispiel ein Tumor, vorliegt.

Zunächst wird in diesem Kapitel den Auslösern und Ursachen für Anfälle und Epilepsien nachgegangen, wie etwa Fieber, Kopfverletzungen, Hirntumoren oder Durchblutungsstörungen. Auch wird auf die Frage einer Vererbung von Epilepsien eingegangen.

Die häufigsten Ursachen von Anfällen und Epilepsien

Die Ursachen von epileptischen Anfällen und Epilepsien hängen in erster Linie vom Lebensalter der Betroffenen sowie der Art der Anfälle ab. Daneben gibt es anfallsauslösende Einflüsse, die keine eigentliche Ursache sind, sondern sowohl bei Menschen ohne Epilepsie zu sogenannten Gelegenheitsanfällen als auch bei Menschen mit Epilepsie zu einer Häufung von Anfällen führen können. Bei etwa der Hälfte bis zwei Dritteln aller Personen mit einer beginnenden Epilepsie lässt sich derzeit noch keine für die Entstehung oder Auslösung der Anfälle verantwortliche Ursache oder Störung nachweisen. Dies kann zwar für Betroffene als auch für Ärzte enttäuschend sein, bedeutet aber auch, dass die Furcht vor einem Tumor oder anderen schwerwiegenden Erkrankungen des Gehirns erfreulicherweise nur bei weniger als jedem zehnten Patienten begründet ist.

Genetische Anfälle und Epilepsien

Genetische Anfälle und Epilepsien haben mehr oder weniger eine erbliche Komponente mit mehr als zufällig häufigen Epilepsien bei den Eltern oder sonstigen Angehörigen. Sie treten in aller Regel ohne sonstige erkennbare Ursache auf und entwickeln sich nicht aus anderen Anfallsformen oder Epilepsien. Außerdem treten diese Anfälle und Epilepsien bevorzugt in der Kindheit und Jugend auf und zeigen typische EEG-Veränderungen.

Die meisten genetischen Epilepsien gehen mit generalisierten Anfällen einher (siehe S. 38); besonders in der Kindheit und Jugend gibt es aber auch genetische Epilepsien mit fokalen Anfällen. Beispiele für genetische generalisierte Epilepsien sind die Absencenepilepsien bei Kindern und Jugendlichen (siehe S. 67 und S.69) und die juvenile myoklonische Epilepsie (siehe S. 71). Ein Beispiel für genetische fokale Epilepsien ist die sogenannte Rolando-Epilepsie (siehe S.64).

Strukturelle und metabolische Epilepsien und Epilepsien unbekannter Ursache

Ursache struktureller und metabolischer Anfälle und Epilepsien sind nachweisbare krankhafte Veränderungen im Gehirn wie etwa schwere Kopfverletzungen, Hirntumoren, Schlaganfälle oder Blutungen, Entzündungen oder Stoffwechselstörungen. Auch länger Zeit zurückliegende Hirnschäden wie Schwangerschafts- oder Geburtskomplikationen mit darauf zurückzuführenden geistigen oder körperlichen Behinderungen können eine Rolle spielen.

Gelegenheitsanfälle

Gelegenheitsanfälle sind epileptische Anfälle, die nur bei bestimmten Gelegenheiten auftreten und deswegen nicht mit einer Epilepsie gleichzusetzen sind. Sie werden durch besondere Bedingungen ausgelöst oder haben einen erkennbaren Anlass, weshalb sie auch provozierte oder akut-symptomatische Anfälle genannt werden.

Die häufigsten Formen von Gelegenheitsanfällen sind im Kleinkindesalter fiebergebundene epileptische Anfälle (»Fieberkrämpfe« siehe S. 26), bei älteren Kindern und Jugendlichen Anfälle durch Schlafentzug, bei Erwachsenen durch Alkoholentzug und unabhängig vom Lebensalter Anfälle, die bei akuten vorübergehenden Schädigungen des Gehirns jedweder Art auftreten.

Gelegenheitsanfälle werden also durch eine in unmittelbarem Zusammenhang mit den Anfällen aufgetretene Reizung oder Schädigung des Gehirns ausgelöst. Gelegenheitsanfälle können bei einem Menschen auch wiederholt auftreten, wobei die auslösenden Bedingungen meist dieselben sind und vorübergehen.

Gelegenheitsanfälle treten meist als generalisierte tonisch-klonische (»Grand-mal-«) Anfälle auf, es können aber auch fokale Anfälle mit und ohne Bewusstseinsstörung sowie vereinzelt tonische Anfälle vorkommen.

Was einen Gelegenheitsanfall auslöst

Bei ausreichend starken Reizen kann jeder Mensch epileptische Anfälle bekommen. Käme es in einem Flugzeug in großer Höhe zu einem Druckabfall und würden die für solche Notfälle vorgesehenen Sauerstoffmasken nicht funktionieren, hätten innerhalb weniger Minuten unweigerlich alle Passagiere epileptische Anfälle. Allerdings würden sie bei manchen Menschen früher und bei anderen später auftreten, und auch die Schwere und Dauer der Anfälle wären wahrscheinlich unterschiedlich. Menschen mit einer bekannten Epilepsie oder erniedrigten »Krampfschwelle« hätten recht schnell und als erste eher schwere sowie lang andauernde Anfälle, während die Anfälle bei den anderen Menschen etwas später auftreten würden. Auch starke elektrische Reize oder sogenannte Krampfgifte können bei jedem Menschen einen epileptischen Anfall auslösen. Demgegenüber wirken sich andere Einflüsse, wie etwa Fieber, in der Regel nur bei Kindern in den ersten fünf Lebensjahren aus.

Die häufigsten erkennbaren Auslöser von Gelegenheitsanfällen sind in der folgenden Tabelle für die verschiedenen Altersklassen zusammengestellt. Die auslösenden Umgebungsreize spielen nur bei wenigen Menschen mit besonderer Empfindlichkeit eine Rolle.

Häufige Auslöser von Gelegenheitsanfällen.

Krankheiten	Verhalten	Umgebung

- Fieber (bis zum 5. Lebensjahr)
- Kopfverletzungen
- Hirntumoren
- Hirnhaut- und Gehirnentzündungen
- Schlaganfälle
- Gehirnblutungen
- Stoffwechselstörungen
	- Vergessen von Medikamenten
	- Flüssigkeitsmangel (besonders bei Säuglingen)
	- Schlafmangel
	- Alkohol- und Drogenentzug
	- Medikamentenentzug
	- Übermäßiger Stress sowie nachfolgende Entspannung
		Nur bei manchen, dafür besonders empfindlichen Menschen:
		- Lichtreize, z. B.
		  – Diskotheken
		  – Fernseher und Videospiele
		  – Musik etc.
		- Körperliche Erschöpfung

Fiebergebundene epileptische Anfälle (»Fieberkrämpfe«)

Fiebergebundene epileptische Anfälle (»Fieberkrämpfe«) sind Gelegenheitsanfälle, die bei Kleinkindern mit rasch ansteigendem Fieber vorkommen.

Fiebergebundene epileptische Anfälle zählen wie alle nur bei bestimmten auslösenden Bedingungen auftretende Gelegenheitsanfälle nicht zu den Epilepsien. Etwa 2–3 % der Bevölkerung oder jeder 30.–50. Mensch hat im Verlauf der ersten fünf Lebensjahre mindestens einen Fieberanfall. Diese Kinder haben zwar rein rechnerisch gesehen ein deutlich erhöhtes Risiko, später eine »richtige« Epilepsie zu bekommen, dieses Risiko ist aber mit 2–3 % immer noch sehr gering, und 97-98 % werden später keine Epilepsie haben.

Bei einem fiebergebundenen epileptischen Anfall kommt es zu einem Bewusstseinsverlust, Atemanhalten und Blauwerden, zunächst Versteifen und dann rhythmischem Zucken von Armen und Beinen sowie anderen Zeichen wie Verdrehen der Augen, Zungenbiss oder Urinabgang. Nach wenigen Minuten erholen sich die Kinder von alleine.

Beim Fieber kommt es mehr auf das rasche Ansteigen als auf die absolute Höhe an. Das »kritische« Alter mit einem Häufigkeitsgipfel bei 18 Monaten spricht dafür, dass das kindliche Gehirn in dieser Zeit eine erhöhte Anfallsbereitschaft zeigt und gegenüber Fieber besonders empfindlich ist. Das Ausmaß der erblichen Komponente ist noch nicht völlig geklärt.

Komplizierte fiebergebundene Anfälle

Von diesen relativ harmlosen, auch als »einfach« oder »unkompliziert« bezeichneten Anfällen mit guter Prognose müssen andere Formen abgegrenzt werden, die als »kompliziert«, »atypisch« oder »prolongiert« bezeichnet werden und sich durch eines oder mehrere der folgenden Merkmale auszeichnen:

- Sie treten vor dem dritten Lebensmonat oder nach dem fünften Lebensjahr auf,
- dauern über 15 Minuten,

> **WISSEN**
>
> Fiebergebundene epileptische Anfälle (»Fieberkrämpfe«) sind meist sogenannte generalisierte tonisch-klonische (oder »Grand-mal-«) Anfälle.

- innerhalb von 24 Stunden treten zwei oder mehr Anfälle auf,
- die Anfallsmerkmale sind herdförmig (fokal),
- nach einem Anfall treten Lähmungen auf oder
- im EEG finden sich sogenannte epilepsietypische Potenziale (siehe S. 85).

So untersucht der Arzt

Epileptische Fieberanfälle führen bei den Eltern zumindest beim ersten Auftreten verständlicherweise zu großer Angst und Aufregung. Viele befürchten, dass ihr Kind stirbt. Meist wird notfallmäßig ein Arzt hinzugerufen und eine Krankenhauseinweisung veranlasst. Weil gerade bei Säuglingen mit Fieber stets an eine Hirnhautentzündung gedacht werden muss und in diesem Alter andere Krankheitszeichen fehlen können, schlagen viele Kinderärzte zum sicheren Ausschluss eine Lumbalpunktion (Untersuchung des Nervenwassers) vor. Nach dem ersten Lebensjahr ist der Ausschluss einer Hirnhautentzündung bei fehlender Nackensteifigkeit meist auch ohne Lumbalpunktion mit ausreichender Sicherheit möglich.

Auch fast alle weiteren Untersuchungen wie Blutentnahmen, Röntgenuntersuchungen und Magnetresonanztomographie des Gehirns sind bei unkomplizierten Fieberanfällen fast immer völlig normal oder zeigen nur leichte und unspezifische Veränderungen. Dies gilt selbst für das EEG in den

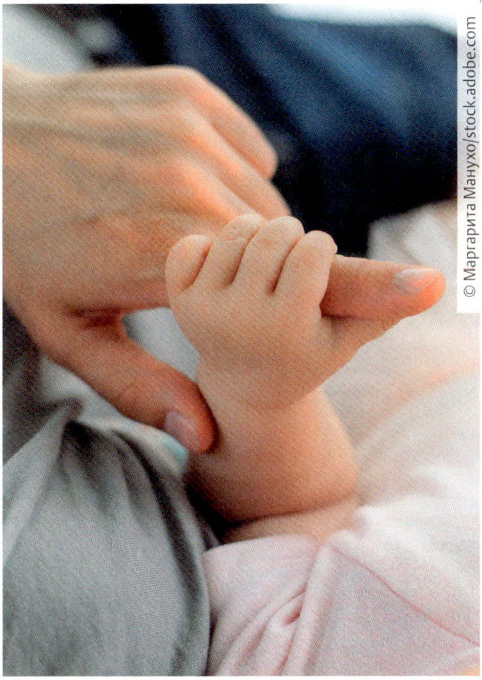

▲ Unkomplizierte Fieberanfälle sollten nicht behandelt werden. Es reicht, die Kinder auf die Seite zu legen und sie dann zu beruhigen.

Tagen bis Wochen nach einem Anfall. Bei ungefähr der Hälfte der Kinder können zwar bei EEG-Verlaufskontrollen besonders bei starker Müdigkeit epilepsietypische Veränderungen (siehe S. 85) nachgewiesen werden, meist ist dies aber erst ab dem dritten Lebensjahr und damit lange Zeit nach dem erstmaligen Auftreten der Anfälle der Fall. Selbst das Auftreten dieses EEG-Musters ist nicht mit einer nennenswert erhöhten Wahrscheinlichkeit verknüpft, später an einer Epilepsie zu erkranken.

Behandlung und Vorsorgemaßnahmen

Epileptische Anfälle sind viel zu kurz, um eine Behandlung im Sinne einer schnellen Beendigung durchführen zu können. Alle Maßnahmen kommen daher erst in Bezug auf weitere beziehungsweise ab dem zweiten Anfall in Frage. Die Kinder sollten so früh wie möglich zur Erleichterung der Atmung auf die Seite gelegt werden. Nach dem Anfall können sie einige Zeit durcheinander sein, weshalb man bei ihnen bleiben und sie beruhigen sollte. Bei länger als zwei Minuten dauernden Anfällen ist eine Gabe von Diazepam zu empfehlen. Außerdem können die Eltern kleine Einlaufspritzen (z. B. Stesolid Rectal Tube) in den Enddarm des Kindes einführen. Mehr als 80% aller noch ablaufenden epileptischen Fieberanfälle lassen sich damit unterbrechen. Weitere Maßnahmen wie etwa ein kühles Bad sind nicht zu empfehlen, und auch fiebersenkende Medikamente haben keine anfallsunterdrückende Wirkung.

wichtig

Unkomplizierte Fieberanfälle nicht behandeln.

Vorsorgliche medikamentöse Dauerbehandlung selten erforderlich

Eine vorsorgliche Langzeitgabe von Medikamenten zur Verhütung von unkomplizierten fiebergebundenen Anfällen auch bei normaler Körpertemperatur ist wegen der guten Prognose und den Nebenwirkungen der Medikamente nur sehr selten gerechtfertigt. Die meisten Ärzte raten inzwischen auch nach mehreren unkomplizierten Anfällen nicht mehr dazu. Eine gute Alternative zur Dauereinnahme von Medikamenten besteht in einer vorübergehenden vorsorglichen Gabe von Diazepam (z. B. als Zäpfchen) beim Auftreten von Fieber. Außerdem kann versucht werden, rasche Fieberanstiege durch kühle Wadenwickel oder einen auf das Kind gerichteten Ventilator zu verhüten. Bei komplizierten Fieberkrämpfen empfehlen viele Ärzte allerdings eine dauerhafte Behandlung.

wichtig

Die meisten aller epileptischen Fieberanfälle bei Kindern lassen sich durch die Eltern mit einfachen Mitteln unterbrechen.

Der Verlauf

Die Kinder zeigen fast immer eine völlig normale Entwicklung. Dies konnte unter anderem bei Geschwistern gezeigt werden, von denen eines fiebergebundene Anfälle hatte und das andere nicht. Wenn keine weiteren Auffälligkeiten vorlagen, zeigten die betroffenen Kinder später im Vergleich zu ihren Geschwistern keinerlei Besonderheiten. Bei 30–40% der Kinder mit einem ersten fiebergebunden Anfall tritt ein zweiter auf, und bei wiederum 30–40% der Kinder mit zwei Anfällen kommt es zu einem dritten.

wichtig

Komplizierte Fieberanfälle gehen im weiteren Verlauf des Lebens mit einem deutlich erhöhten Epilepsierisiko einher.

Dabei spielt zusätzlich eine Rolle, ob gleichzeitig neurologische Störungen oder Entwicklungsverzögerungen bestehen. Jeder Risikofaktor verdoppelt das Epilepsierisiko von 2–3% auf 4–6%, bei zwei oder drei Risikofaktoren steigt es auf über 10% an. Außerdem gibt es Hinweise darauf, dass komplizierte Fieberanfälle später möglicherweise das Auftreten von medikamentös schwer zu kontrollierenden Epilepsien begünstigen, insbesondere der sogenannten Temporallappenepilepsie (siehe S. 74).

Ist Epilepsie eine Erbkrankheit?

In ihrer weit überwiegenden Mehrheit sind Epilepsien keine eigentlichen Erbkrankheiten. Allerdings nimmt man nicht nur bei den sogenannten erblichen (früher »idiopathischen«) Epilepsien eine erbliche Komponente an, sondern es gibt Hinweise darauf, dass Erbanlagen beispielsweise auch beim Auftreten von epileptischen Anfällen nach Kopfverletzungen oder bei Hirntumoren eine zusätzliche Rolle spielen. Es gibt zwar rund 200 – meist mehr oder weniger seltene – Krankheiten mit bekannter Vererbung, die u.a. mit epileptischen Anfällen oder einer Epilepsie einhergehen können und bei denen das entsprechende Risiko für Nachkommen betroffener Eltern bei 50% (dominante Vererbung) oder 25% (rezessive Vererbung) liegt. Insgesamt sind diese Krankheiten aber für weniger als 1% aller Epilepsien verantwortlich.

Aufgrund der allgemein großen Häufigkeit von epileptischen Anfällen und Epilepsien ist es gar nicht so selten, dass Verwandte ersten Grades (also Eltern, Geschwister oder Kinder) auch irgendwann einmal einen epileptischen Anfall oder eine Epilepsie hatten. Berücksichtigt man auch Verwandte zweiten Grades (Großeltern, Onkel, Tanten sowie Neffen, Nichten und Enkelkinder), steigt diese Wahrscheinlichkeit nochmals an. Dies macht auch deutlich, dass oft vorschnell von einer »familiären Epilepsiebelastung« ge-

WISSEN

Eine Reihe an Erkrankungen kann mit epileptischen Anfällen oder einer Epilepsie einhergehen, sie sind aber selten und nur für wenige Epilepsien verantwortlich.

sprochen wird. Für manche der genetischen Epilepsien konnten inzwischen Orte auf verschiedenen Chromosomen als Träger der Erbinformation eingegrenzt werden und bei einigen davon kennt man nicht nur die verantwortlichen Gene, sondern auch die von ihnen produzierten Eiweißstoffe. Darüber hinaus können offenbar verschiedene Genorte auf unterschiedlichen Chromosomen mit sehr ähnlichen, klinisch kaum unterscheidbaren Krankheitsbildern verbunden sein.

wichtig

Epileptische Anfälle und Epilepsien sind auch ohne Vererbung recht häufig.

Wie hoch ist das Epilepsierisiko für Kinder von Eltern mit Epilepsie?

Das Erkrankungsrisiko für Kinder von Eltern mit einer Epilepsie ist gegenüber dem normalen Risiko von etwa 1 % für alle 20-Jährigen insgesamt im Durchschnitt auf etwa 6 % erhöht. Es hängt u. a. davon ab, ob die Mutter oder der Vater erkrankt sind und welche Anfallsform sie haben. So ist das Risiko bei einer mütterlichen Epilepsie mit fast 9 % höher als bei einer Epilepsie des Vaters mit nur rund 2 1/2 %. Zusätzlich spielt die Art der Epilepsie der Eltern eine Rolle: Bei einer Absencenepilepsie ist das Vererbungsrisiko z. B. deutlich höher als bei einer Epilepsie mit fokalen Anfällen.

Wie hoch ist das Epilepsierisiko für die Geschwister?

Das Erkrankungsrisiko für Geschwister von Kindern mit einer bekannten Epilepsie ist gegenüber dem normalen Risiko von etwa 1 % für alle 20-Jährigen im Durchschnitt auf etwa 3–5 % erhöht, wenn die Epilepsie vor dem 15. Lebensjahr auftrat und sinkt auf 2–3 % bei einem Beginn der Epilepsie nach dem 25. Lebensjahr. Es hängt u. a. davon ab, ob zusätzlich auch ein Elternteil erkrankt ist und welche Anfallsformen sowie EEG-Veränderungen vorliegen. Insgesamt ist das Vererbungsrisiko einer Epilepsie jedoch weit niedriger als oft vermutet wird. Es besteht daher in aller Regel auch kein Grund, Menschen mit einer Epilepsie von Kindern abzuraten (siehe S. 115). Meist wird auch nicht eine spezielle Anfalls- oder Epilesieform, sondern allenfalls eine Neigung zu Anfällen vererbt.

WISSEN

Wenn ein Elternteil Epilepsie hat, ist das Risiko für das Kind ebenfalls zu erkranken im Durchschnitt um 6 % erhöht.

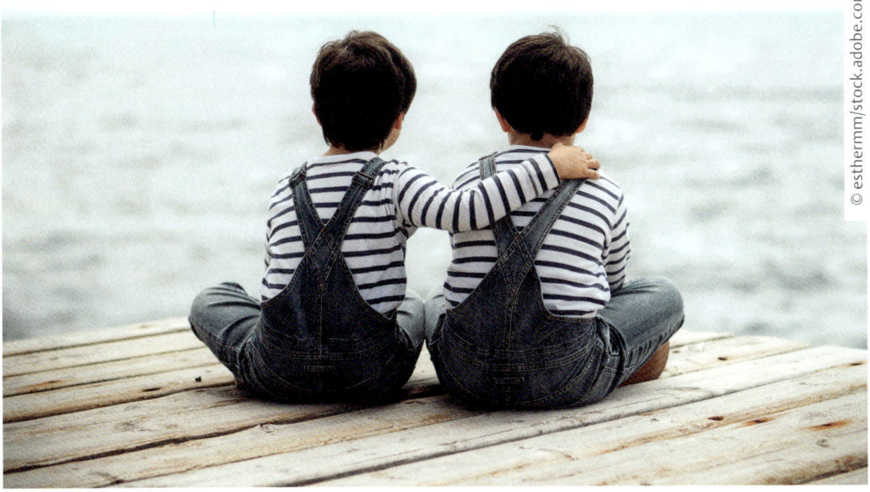

▲ Da epileptische Anfälle und Epilepsien insgesamt gar nicht selten sind, sollte nicht vorschnell von einer »familiären Belastung« bei der Erkrankung gesprochen werden.

Kopfverletzungen und Epilepsie

Kopfverletzungen werden in der medizinischen Fachsprache als Schädel-Hirn-Traumen (SHT) bezeichnet. Nicht alle Kopfverletzungen führen zu einer Schädigung des Gehirns, und nicht alle Verletzungen mit Beteiligung des Gehirns sind so stark, dass sie zu epileptischen Anfällen führen. So gehen sogenannte Schädelprellungen meist nur mit weitgehend harmlosen Weichteilverletzungen einher; beispielsweise ist das berühmte »Loch im Kopf« in der Regel nur eine Platz- oder Quetschwunde ohne Beteiligung des Gehirns.

Das Risiko einer Epilepsie nach einer Kopfverletzung

Leichte Traumen mit einer nur kurzen Bewusstlosigkeit bzw. Erinnerungslücke von weniger als einer halben Stunde (entsprechen meist einer Gehirnerschütterung) machen etwa 80% aller Kopfverletzungen aus, ohne dass danach das Risiko für epileptische Anfälle nennenswert erhöht ist. Außerdem muss zwischen Frühanfällen in den ersten ein bis zwei Wochen und Spätanfällen unterschieden werden. Frühanfälle sind Gelegenheitsanfälle (siehe S. 24) und gehen meist nicht in eine posttraumatische Epilepsie über. Bei länger andauernder Bewusstlosigkeit, einer Erinnerungslücke über 24 Stunden, einer Einblutung in das Gehirn oder Gehirnprellung mit Übergang zur Gehirnquetschung beträgt das Risiko für epileptische Anfälle im ersten Jahr etwa 7% und innerhalb von fünf Jahren knapp 12%.

Risikofaktoren für posttraumatische Anfälle

Je nachdem, wie umfangreich die Schädigung des Gehirns war und ob Hirngewebe verloren ging, steigt das Risiko einer sogenannten posttraumatischen Epilepsie (PTE). Ein langer Bewusstseinsverlust oder eine lange Erinnerungslücke allein ist nur mit einem sehr geringen Risiko (unter 2%) für eine posttraumatische Epilepsie verknüpft. Verletzungen am Übergang zwischen Stirn- und Scheitellappen sind am risikoreichsten, gefolgt von denjenigen an Schläfen- und Stirnlappen sowie schließlich solche am Hinterhauptlappen.

Die Behandlung mit Medikamenten

Bei Patienten mit einem hohen Anfallsrisiko kann eine vorsorgliche Behandlung (»Prophylaxe«) mit Antiepileptika über eine oder einige Wochen mit anschließendem Ausschleichen erfolgen.

Auch nach Frühanfällen kann eine vorübergehende Behandlung (einige Wochen bis maximal drei Monate) eingeleitet werden. Schon nach einem ersten Spätanfall sollte eine Behandlung für die Dauer von mindestens einem Jahr erfolgen.

Bei der Frage nach einer medikamentösen Langzeitbehandlung müssen auch die möglichen Nebenwirkungen bedacht werden, die gerade bei Patienten mit Kopfverletzungen auch in sogenannten kognitiven Störungen wie einer zusätzlichen Verlangsamung oder vermehrter Vergesslichkeit bestehen können.

WISSEN

Je nach Grad der Schwere einer Kopfverletzung steigt das Risiko für sogenannte posttraumatische Anfälle deutlich an.

Hirntumoren und Epilepsie

Ein Tumor ist eine Geschwulst oder »Raumforderung«, also ein abnormes Gewebewachstum. Ein Tumor kann gutartig (benigne) oder bösartig (maligne) sein. Gutartig bedeutet unter anderem, dass der Tumor in der Regel sehr langsam (innerhalb von vielen Jahren oder sogar Jahrzehnten) wächst und sich nicht über das Blut an andere Stellen im Körper verteilt (keine sogenannten Metastasen bildet). Dies ist bei bösartigen Tumoren der Fall, die außerdem mit einer deutlichen Verkürzung der Lebenserwartung einhergehen.

Hirntumoren als Ursache von epileptischen Anfällen und Epilepsien

Hirntumoren sind viel seltener Ursache von epileptischen Anfällen und Epilepsien als meist angenommen oder befürchtet wird. Insgesamt liegt die Häufigkeit von tumorbedingten Epilepsien unter 5% und wird selbst bei den erst im Verlauf des Lebens erworbenen Formen nur auf gut 10% geschätzt.

Die Rolle des Lebensalters

In den verschiedenen Altersstufen sind Hirntumoren unterschiedlich häufig Ursache von erstmals auftretenden epileptischen Anfällen. Während sie bei Kindern, Jugendlichen und jungen Erwachsenen weniger oft beteiligt sind, sind sie im mittleren Erwachsenenalter die häufigste Ursache. Auch im höheren Lebensalter sind Tumoren mit etwa 10% immerhin noch die dritthäufigste fassbare Ursache. Absolut gesehen steigt die Zahl von Hirntumoren ab dem 20. Lebensjahr bis zum 70. Lebensjahr immer stärker an; danach bleibt sie auf gleicher Höhe.

Verschiedene Tumorarten

Überwiegend handelt es sich bei den epileptogenen (zu epileptischen Anfällen führenden) Hirntumoren um gutartige Astrozytome, von der harten Hirnhaut ausgehende und besonders im Stirn- und Schläfenlappen gelegene Meningeome, Oligodendrogliome, primäre ZNS-Lymphome sowie bösartige Glioblastome. Metastasen im Gehirn (Tochtergeschwülste) von Krebserkrankungen, die oft von der Lunge, der

WISSEN

Obwohl es häufig gefürchtet wird: Hirntumoren sind nur selten Ursache einer Epilepsie.

Brust, dem Magen sowie von der Niere und den Geschlechtsorganen ausgehen, sind deutlich seltener.

Bei tumorbedingten epileptischen Anfällen handelt es sich meist um fokale Anfälle, häufiger mit Übergang in sekundär generalisierte tonisch-klonische Anfälle. In Abhängigkeit von der Art, Lage im Gehirn und Größe des Tumors können epileptische Anfälle das erste und längere Zeit auch einzige Krankheitsanzeichen sein.

Behandlung und Verlauf

In der Regel sollte ein Tumor operativ entfernt werden. Manchmal muss dies rasch erfolgen, bei anderen Tumoren hat man mehr Zeit. Die möglichen Nebenwirkungen und Erfolgsaussichten einer Operation hängen in erster Linie von der Art des Tumors (gut- oder bösartig) und seinem Sitz im Gehirn bzw. im Kopf ab. Selbst große Hirntumoren können heute erfolgreich und ohne bleibende Folgen entfernt werden.

Die Auswahl des Epilepsiemedikaments hängt unter anderem davon ab, ob eine baldige Operation ansteht (dann wird man eher zu solchen Mitteln greifen, die vorübergehend auch intravenös oder intramuskulär gegeben werden können) oder diese schon erfolgt ist. Da es sich meist um fokale oder sekundär generalisierte tonisch-klonische Anfälle handelt, werden die dafür bewährten Medikamente eingesetzt. Neben der Gabe von Antiepileptika sind zusätzlich oft weitere Medikamente erforderlich. Bei manchen Tumoren erfolgt auch anstelle oder zusätzlich zur Operation eine Chemotherapie.

Der weitere Krankheitsverlauf hängt in erster Linie von der Art des Tumors ab. Bei manchen Menschen ist die Lebenserwartung deutlich verkürzt, bei anderen ist der Tumor diesbezüglich ohne nachteilige Auswirkungen.

wichtig

Tumoren sollten meist möglichst operativ entfernt werden. Nebenwirkungen und Erfolgsaussichten hängen von der Art des Tumors und seiner Lage im Gehirn ab.

Entzündungen des Gehirns und Epilepsie

Eine bis vor wenigen Jahren zu wenig berücksichtigte Ursache von Epilepsien besteht in Entzündungen des Gehirns. Dabei muss es sich nicht um eine »klassische« Hirnhautentzündung (Meningitis) oder Gehirnentzündung (Enzephalitis bzw. Gehirnabszess) handeln, sondern zunehmend spielen sogenannte Autoimmunerkrankungen eine Rolle, wie sie an der Schild- oder Bauchspeicheldrüse schon seit Jahrzehnten bekannt sind. Am Gehirn sind diese sehr viel schwerer zu erkennen. Dies ist aber umso wichtiger, weil die üblichen Medikamente nicht ansprechen.

Durchblutungsstörungen des Gehirns und Epilepsie

Bei Durchblutungsstörungen des Gehirns spielen in erster Linie Schlaganfälle eine Rolle. Sie führen je nach Art, Ort und Ausmaß zu verschiedenartigen Störungen, die neben epileptischen Anfällen beispielsweise auch die Beweglichkeit von Armen und Beinen, die Sprache oder das Sehen betreffen können.

Hirninfarkt Die wichtigsten Schlaganfallformen sind Minderdurchblutungen, die analog zu Herzinfarkten auch Hirninfarkte genannt werden. Die Mangeldurchblutung des Gehirns ist der Oberbegriff für alle Durchblutungsstörungen, bei denen es zu einer vorübergehend oder dauerhaft verminderten Blutversorgung kommt. Die Durchblutungsstörungen betreffen in der Regel nur Teile einer Großhirnhälfte.

Hirnblutung Eine Hirnblutung ist eine Blutung in das Innere des Gehirns. Blutungen werden im medizinischen Sprachgebrauch auch Hämatome oder Hämorrhagien genannt. Sie haben im Vergleich zu den anderen Schlaganfallformen meist einen ungünstigeren Verlauf.

Subarachnoidalblutung Eine Subarachnoidalblutung ist eine Blutung in den schmalen Raum zwischen der weichen Hirnhaut und der Gehirnoberfläche, also nicht in das Gehirn selbst. Die Vorsilbe »Sub« heißt »unter«, und die Arachnoidea ist ein Teil der weichen Hirnhaut.

Andere Formen Bei anderweitigen nicht ohne Weiteres zu erklärenden Beschwerden wie etwa Schwindel oder eine Fallneigung besonders älterer Menschen werden ursächlich oft chronische Durchblutungsstörungen des Gehirns angenommen. Es wird zum Beispiel von Verkalkung, Zerebralsklerose oder zerebrovaskulärer Insuffizienz gesprochen, sämtlich ungenaue und besser zu meidende Begriffe.

Altersepilepsien

Durchblutungsstörungen des Gehirns sind im höheren Lebensalter mit Abstand am häufigsten. Etwa die Hälfte bis zwei Drittel aller Altersepilepsien werden ursächlich auf Durchblutungsstörungen des Gehirns zurückgeführt. Durchblutungsstörungen des Gehirns können aber auch bei jüngeren Menschen und sogar schon bei Neugeborenen (z. B. aufgrund eines Schlaganfalls im Rahmen der Geburt) Ursache einer Epilepsie sein.

Der zeitliche Zusammenhang zwischen Durchblutungsstörung und Epilepsie

Ein großer Teil der durch einen Schlaganfall bedingten epileptischen Anfälle tritt in den ersten drei Tagen bzw. in der ersten Woche danach auf und entspricht damit akuten Gelegenheitsanfällen (siehe S. 24). Die Häufigkeit mehrerer Spätanfälle und damit einer Epilepsie schwankt zwischen 3 % und 14 %. Oft tritt nach einem Anfallsgipfel in der ersten Woche (Frühanfälle) ein zweiter Anfallsgipfel ungefähr einen Monat nach dem Schlaganfall auf.

> **WISSEN**
>
> Im Alter sind vor allem Durchblutungsstörungen des Gehirns Ursache von Epilepsien, beispielsweise nach Schlaganfällen.

Medikamentöse Behandlung

Die Behandlung dieser epileptischen Anfälle und Epilepsien hängt von verschiedenen Faktoren ab. So ist es ein Unterschied, ob ein Patient mit einer bekannten Epilepsie im höheren Lebensalter einen Schlaganfall erleidet oder ob es im Zusammenhang mit einem Schlaganfall erstmals zu Anfällen kommt. In der letztgenannten Situation ist die Einschätzung wichtig, ob es sich um einen einmaligen akuten Gelegenheitsanfall gehandelt hat oder ob mit dem Auftreten weiterer Anfälle gerechnet werden muss. Überwiegend wird nach einem ersten Frühanfall wegen der guten Spontanprognose noch keine antiepileptische Behandlung eingeleitet bzw. nur eine kurzfristige Medikamentengabe empfohlen.

Häufige Anfallsformen

Epileptische Anfälle werden in verschiedene Gruppen eingeteilt. Sie können nur einen kleinen Teil des Gehirns betreffen oder sich über das ganze Gehirn ausbreiten.

In diesem Kapitel werden die wichtigsten Formen epileptischer Anfälle vorgestellt. Die Einteilung wurde von der Internationalen Liga gegen Epilepsie vorgeschlagen, und die meisten Ärzte richten sich danach. Auch wenn es immer wieder Fachdiskussionen über die richtige Zuordung und neue Einteilungsvorschläge oder auch Bezeichnungen gibt, wird Ihr Arzt in der Regel diese Begriffe verwenden.

Absencen

Absencen sind »kleine«, sehr kurze epileptische Anfälle ohne »Krampfen«. Häufigstes Anzeichen ist eine kurze »Abwesenheit« mit fehlender Ansprechbarkeit und einer Erinnerungslücke (Amnesie). Weil sie wenig dramatisch sind, wurden Absencen früher Petit-mal-Anfälle (französisch: »kleines Übel«) genannt.

Es wird zwischen typischen und atypischen (ungewöhnlichen) Absencen unterschieden, wobei jedoch fließende Übergänge möglich sind (siehe folgende Tabelle). Darüber hinaus gibt es noch Absencen mit speziellen Merkmalen, nämlich myoklonische Absencen und Lidmyoklonien mit Absencen. Bei myoklonischen Absencen kommt es begleitend zu rasch aufeinanderfolgenden, beidseitigen Muskelzuckungen im Gesicht und manchmal auch an den Armen. Bei Lidmyoklonien mit Absencen kommt es zu Zuckungen der Augenlider und -brauen, gelegentlich auch des Kopfes und erst danach zu kurzen Absencen.

Absencen kommen bei Klein- und Schulkindern am häufigsten vor und sind bei Kindern allgemein die mit Abstand häufigste Form epileptischer Anfälle. Sie kommen auch noch bei Jugendlichen und Erwachsenen vor, werden aber mit dem Alter immer seltener.

WISSEN

Bei den Absencenepilepsien werden im Wesentlichen zwei Hauptformen unterschieden, nämlich die Absencenepilepsie des Kindesalters und die Absencenepilepsie bei Jugendlichen.

So verlaufen die Anfälle

Typische Absencen beginnen und enden plötzlich. Eine beliebige Tätigkeit wird plötzlich unterbrochen und hinterher genauso unvermit-

Unterscheidungsmerkmale atypischer und typischer Absencen.

Merkmal	typische Absence	atypische Absence
Häufigstes Alter	4–20 Jahre	jedes Alter
Epilepsie-Syndrom	genetisch	strukturell, metabolisch bzw. unbekannte Ursache
Anfallsdauer	10–20 Sekunden	länger (1–2 Minuten)
Beginn	plötzlich	weniger plötzlich
Ende	plötzlich	weniger plötzlich
Häufigkeit	mehrfach täglich	seltener
Bewusstlosigkeit	vollständig	unvollständig
Hyperventilation	häufig anfallsauslösend	selten anfallsauslösend
Fotosensibilität	häufiger vorhanden	selten vorhanden
Begleitphänomene	häufig kurzes Lidflattern	häufig Automatismen, Veränderungen der Muskelspannung u.a.
EEG	beidseits seitengleiche epilepsietypische Aktivität (3-mal pro Sekunde)	seitenungleiche unregelmäßige epilepsietypische Aktivität (2–2,5 mal pro Sekunde)
Therapieprognose	günstig	ungünstig

telt fortgeführt, als ob nichts passiert wäre. Während einer einfachen oder »blanden« typischen Absence nehmen die Betroffenen ihre Umgebung nicht wahr, wirken benommen oder verträumt und verharren meist regungslos. Bei einer komplexen typischen Absence kommt es zusätzlich zu Störungen wie einem rhythmischen Augenblinzeln, Herabsinken von Kopf oder Armen, Rückwärtsbewegen von Augen, Kopf und Rumpf, automatisch ablaufenden Mundbewegungen und anderen Handlungen, zu Veränderungen der Hautfarbe oder des Pulses.

Weil Absencen so kurz sind und die Betroffenen selbst nichts merken, bleiben sie oft lange unerkannt, werden als Unaufmerksamkeit (»verträumte« Kinder, »Hans-guck-in-die-Luft«) oder – besonders in der Schule – auch als Unfähigkeit oder fehlender Wille zur Mitarbeit missverstanden. Andere Anfallsformen können an Absencen erinnern, besonders wenn sie durch Medikamente abgekürzt und abgeschwächt sind. Dies gilt bei älteren Kindern und Erwachsenen vor allem für fokale Anfälle mit Bewusstseinsstörung (»komplexe« fokale Anfälle, siehe S. 44).

Im Unterschied zu Absencen beginnen diese aber häufiger mit einem von den Betroffenen erinnerten und als Aura bezeichneten Vorgefühl, dauern meist länger als eine Minute und enden langsam mit einer nur allmählich abklingenden »Umdämmerung«.

wichtig

Gerade zu Beginn werden Absencen von Angehörigen, Kindergärtnerinnen oder Lehrern häufig als Unaufmerksamkeit oder Verträumtheit fehlgedeutet.

Meist lässt sich keine Ursache finden

Typische Absencen sind Anfälle, für die sich mit den heute zur Verfügung stehenden Methoden keine Ursache finden lässt und bei denen eine erbliche Ursache angenommen wird. Sie gehören zu den genetischen generalisierten Anfallsformen, die von Beginn an beide Hälften des Großhirns beteiligen. Obwohl die Mehrzahl struktureller und metabolischer Epilepsien mit fokalen Anfällen einhergeht, gibt es auch generalisierte Epilepsien wie das Lennox-Gastaut-Syndrom (siehe S. 60), bei dem eine solche Ursache nachweisbar oder anzunehmen ist. Dabei kommen gleichzeitig mehrere Anfallstypen vor, neben atypischen Absencen beispielsweise nächtlich betonte tonische Anfälle. Auch sehr seltene und schwer behandelbare atypische Absencen mit einer fassbaren Ursache etwa in den Stirnlappen des Gehirns treten im Rahmen symptomatischer Epilepsien auf.

Alter beim erstmaligen Auftreten

Absencen beginnen meistens im Schulalter

Die meisten Absencen treten im Grundschulalter im Rahmen einer kindlichen Absencenepilepsie auf. Dabei treten die Anfälle mehrmals täglich, vorwiegend in den Morgenstunden und bei Müdigkeit auf. Wegen der oft zu beobachtenden Anfallshäufung wird auch von einer Pyknolepsie (pyknos = griechisch: dicht) gesprochen (siehe S. 67).

WISSEN

Die Absencen bei Kindern und Jugendlichen lassen sich gut behandeln. Etwa 85 % der Betroffenen werden anfallsfrei.

Absencen können auch erstmals bei Jugendlichen oder Erwachsenen auftreten

Jenseits des 10. Lebensjahres beginnt die juvenile Absencenepilepsie (siehe S. 69) mit einem Altersgipfel um das 12./13. Lebensjahr, manchmal gemeinsam mit juvenilen myoklonischen (»Impulsiv-Petit-mal-«) Anfällen oder generalisierten tonisch-klonischen (»Grand-mal-«) Anfällen im Rahmen einer juvenilen myoklonische Epilepsie (siehe S. 71).

Fokale Anfälle ohne Bewusstseinsstörung

Fokale Anfälle ohne Bewusstseinsstörung, die auch als einfache fokale (focus = lateinisch: Herd) Anfälle bezeichnet werden, sind Anfälle, die nur einen Teil des Gehirns betreffen und bei denen das Bewusstsein erhalten bleibt (siehe folgende Tabelle). Es gibt fünf unterschiedliche Formen: motorische, sensible, sensorische, vegetative und psychische. Eine Aura (Mehrzahl = Auren) ist ein meist nur wenige Sekunden dauernder fokaler Anfall ohne Bewusstseinsstörung, der häufig in einen fokalen Anfall mit Bewusstseinsstörung oder sekundär generalisierten tonisch-klonischen (»Grand-mal«-)Anfall übergeht. Auren sind also selbst schon Teil des Anfalls. Sie werden wie alle fokalen Anfälle ohne Bewusstseinsstörung bewusst erlebt und können später erinnert werden. Die Symptome von Auren und anderen fokalen Anfällen ohne Bewusstseinsstörung geben Hinweise auf den Anfallsursprung. So spricht ein vom Magen aufsteigendes Übelkeitsgefühl beispielsweise dafür, dass der Anfall im Schläfen- oder Temporallappen beginnt, und Lichtblitze deuten auf einen Anfallsursprung im Hinterhaupts- oder Okzipitallappen hin.

WISSEN

Bei fokalen Anfällen ohne Bewusstseinsstörung ist nur ein Teil einer Großhirnhälfte betroffen und das Bewusstsein bleibt erhalten. Es kann aber, je nach Anfallsart, zu Störungen in einzelnen Körperregionen kommen.

Jackson-Anfälle

Jackson-Anfälle sind eine Sonderform fokal-motorischer Anfälle ohne Bewusstseinsstörung mit zunehmender Ausbreitung der Muskelzuckungen von einem Teil eines Armes oder Beines auf die ganze Extremität, unter Umständen auch die ganze Körperhälfte sowie Gegenseite. Jackson-Anfälle können zum Beispiel im Daumen einer Hand beginnen und sich über die Hand und den Unterarm auf den ganzen Arm ausdehnen. Sie können sich dann unter Umständen auf die ganze Körperhälfte oder auch auf den ganzen Körper mit eintretender Bewusstlosigkeit ausbreiten.

Sensible fokale Anfälle ohne Bewusstseinsstörung (»sensible Herdanfälle«)

Diese haben ihren Ursprung in der sensiblen Hirnrinde des Scheitel- oder Parietallappens, der spiegelbildlich zur motorischen Hirnrinde liegt. Epileptische Entladungen der dort befindlichen Nervenzellen führen zu plötzlich auftretenden Kribbel- oder Taubheits- bzw. sonstigen Gefühlsstörungen in umschriebenen Körperpartien auf der Gegenseite. Diese Störungen können wie die fokal-motorischen Anfälle im Gesicht, an den Extremitäten oder am Rumpf auftreten, je nachdem, welcher Abschnitt der sensiblen Hirnrinde betroffen ist.

Sensorische fokale Anfälle ohne Bewusstseinsstörung

Diese können alle Sinne betreffen und damit zu Seh-, Hör-, Geruchs-, Geschmacks- und Gleichgewichtsstörungen führen. Entsprechende Störungen können im Sehen von Lichtblitzen oder sonstigen optischen Wahrnehmungen, im Hören von klopfenden, klingelnden oder pfeifenden Geräuschen, im Riechen bestimmter Düfte, in Geschmacksempfindungen oder in Schwindel bestehen.

Fokale Anfälle ohne Bewusstseinsstörung kommen in unterschiedlichen Formen vor. Sie werden hinterher vom Betroffenen erinnert.

Formen fokaler epileptischer Anfälle ohne Bewusstseinsstörung.

Anfallsform	Beispiele
Bewegungen: motorische Anfälle bzw. Auren	Zucken der Muskulatur in einem Körperteil, u. U. mit Ausbreitungstendenz (Jackson-Anfall)
Gefühlswahrnehmungen: sensible Anfälle bzw. Auren	Kribbeln, Taubheits-, Kälte- oder Wärmegefühl in einzelnen Körperabschnitten
Sinnesempfindungen: sensorische Anfälle bzw. Auren	eigenartige (angenehme oder unangenehme) Gerüche (»olfaktorische« Aura), eigenartige (angenehme oder unangenehme) Geschmackswahrnehmungen (»gustatorische« Aura), Blitze oder andere optische Wahrnehmungen einschließlich vergrößertem, verkleinertem oder verzerrtem Sehen (= »visuelle« oder »optische« Aura), Töne oder Melodien (»akustische« Aura), Schwindel (»vestibuläre« Aura)
»vegetatives« Nervensystem: vegetative/autonome Anfälle bzw. Auren	von der Magengegend über die Speiseröhre nach oben bis zum Mund aufsteigendes Übelkeits- oder Wärmegefühl (= aufsteigende »abdominelle« Aura), veränderter Herzschlag, veränderte Atmung, veränderte Hautfarbe, Erweiterung oder Verengung der Pupillen. Frösteln bzw. Auftreten einer »Gänsehaut«
psychische Symptome: psychische Anfälle bzw. Auren	unbestimmtes Angst- (bis hin zu »Terror«) oder auch Glücksgefühl, verändertes Zeitgefühl, verändertes Körpergefühl (als ob z. B. der Arm nicht zu einem gehöre), Déjà-vu- (»Schon gesehen-«) bzw. Jamais-vu- (»Nie-gesehen-«) Erlebnisse, Halluzinationen, Wahrnehmungen nicht vorhandener Dinge, die auf die Betroffenen aber sehr »wirklich« wirken können, z. B.: - Eindruck, in einem Boot zu sitzen und das Wellenrauschen zu hören - Eindruck, in einem sich bewegenden Fahrstuhl zu stehen

Vegetative oder autonome fokale Anfälle ohne Bewusstseinsstörung

Diese betreffen das vegetative oder autonome Nervensystem. Symptome vegetativer oder autonomer Anfälle beziehungsweise Auren können z. B. in einem veränderten Herzschlag (Beschleunigung, Verlangsamung oder unregelmäßiges Schlagen), einer vermehrten Schweißsekretion, einer Störung der Atmung oder auch einer Veränderung der Hautfarbe (plötzliches Erblassen oder Erröten) bestehen. Seltene Anfallsformen bestehen in Erweiterungen oder Verengungen der Pupillen oder in der Ausbildung einer Gänsehaut.

Fokale Anfälle ohne Bewusstseinsstörung mit psychischen Symptomen

Diese gehen meist vom Schläfen- oder Temporallappen aus und können sich beispielsweise durch ein plötzliches Angstgefühl oder in Stimmungsschwankungen und Denkstörungen äußern. Weitere mögliche Zeichen bestehen in einem veränderten Zeit- und Körpergefühl. Der Schläfenlappen ist unter anderem auch für Gedächtnisfunktionen verantwortlich, was die Erklärung für die relativ häufigen sogenannten Déjà-vu- (französisch: »Schon-gesehen«-) bzw. Jamais-vu- (französisch: »Nie-gesehen-«) Erlebnisse ist. Schließlich kann es zu Halluzinationen kommen, also Wahrnehmungen nicht vorhandener Dinge, die auf die Betroffenen aber sehr »wirklich« wirken können.

Fokale Anfälle mit Bewusstseinsstörung

Fokale Anfälle mit Bewusstseinsstörung werden häufig auch als komplexe fokale Anfälle, psychomotorische Anfälle oder Dämmerattacken bezeichnet. Diese früheren Benennungen gehen darauf zurück, dass es meist zu vielfältigen Störungen kommt, die sich auch im »komplexen« Verhalten der Betroffenen ausdrücken. In der älteren Bezeichnung als »psychomotorische« Anfälle kommt dies allerdings viel besser zum Ausdruck, zumal die

Anfälle meist sowohl psychische als auch motorische Auffälligkeiten zeigen. Oft wird auch von Temporallappenanfällen gesprochen, was aber irreführend ist, weil diese Anfälle auch in allen anderen Gehirnteilen entstehen können. Die Bewusstseinsstörung ist im Gegensatz zu fokalen Anfällen ohne Bewusstseinsstörung für diese Anfallsform ein wesentliches Merkmal.

Fokale Anfälle mit Bewusstseinsstörung sind bei Erwachsenen die weitaus häufigste Anfallsart überhaupt.

wichtig

Bei fokalen Anfällen mit Bewusstseinsstörung reagieren die Betroffenen vorübergehend nicht mehr auf Ansprache und äußere Reize.

So verläuft der Anfall

Störung des Bewusstseins

Die Bewusstseinsstörung ist nicht derart, dass es wie bei generalisierten tonisch-klonischen Anfällen zu einem Umfallen kommt. Die Betroffenen haben zwar sehr häufig eine teilweise oder völlige Erinnerungslücke was den Anfall selbst und meist auch die Zeit kurz vor- und hinterher betrifft, können sich aber durchaus so verhalten, dass ein Anfall für Fremde nicht unbedingt erkennbar ist. Man spricht auch von einer »Einengung« des Bewusstseins oder »Umdämmerung« der Betroffenen. Bei dieser Form besteht von Beginn des Anfalls an eine Bewusstseinsstörung.

Automatismen

Am Anfang steht meist ein Innehalten beziehungsweise Verharren mit Unterbrechen von Bewegungsabläufen. Dann kommt es zu als Automatismen bezeichneten, quasi von alleine ablaufenden Bewegungen und Verhaltensweisen. Diese können das Gesicht oder die Arme betreffen (Blinzeln, Schmatzen, Lecken der Lippen, Kauen, Schlucken, »Nesteln« an Kleidung und Knöpfen oder Reiben mit den Händen über die Kleidung oder die Oberschenkel etc.). Es kann auch zu komplizierteren Bewegungsabläufen wie Herumlaufen, Aus- und Ankleiden oder Verrücken von Möbelstücken kommen. Während dieser Zeit wirken die Betroffenen abwesend-entrückt, losgelöst ohne normalen Kontakt, wie in Trance oder wie im Traum. Viele Betroffene äußern schließlich während eines Anfalls kurze, gleichbleibende Floskeln, sagen etwas mehr oder weniger Unpassendes oder stellen immer wieder dieselben Fragen. Auch daran haben die Betroffenen hinterher keinerlei Erinnerung. Bei einer anderen Verlaufsform kommt es zunächst zu einer Aura in Form eines fokalen Anfalls ohne Bewusstseinsstörung, oft mit einem von der Magengegend aufsteigenden eigenartigen Wärme- und Übelkeitsgefühl und erst

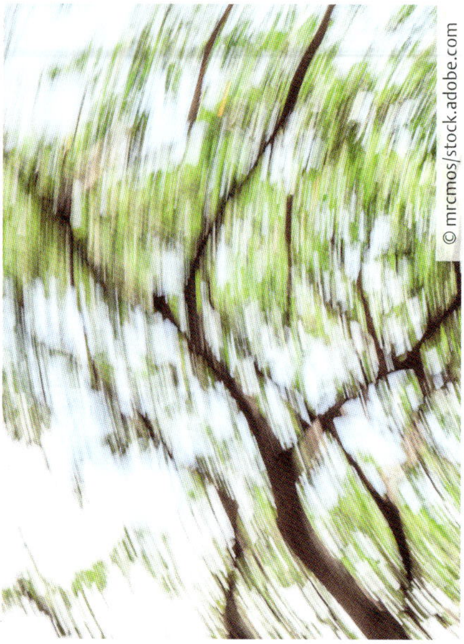

▲ War das Bewusstsein bei einem Anfall vorübergehend gestört, ist die Wiederorientierung häufig mühsam.

dann zu einem »starren«, abwesend wirkenden Blick und einer Bewusstseinsstörung.

Anfallsdauer

Diese liegt meist zwischen einer halben und zwei Minuten. Allerdings gibt es auch nur wenige Sekunden dauernde oder aber bis zu 20 Minuten anhaltende Anfälle. Außerdem kommt es nach einem Anfall meist zu einer langsamen Wiederorientierung, während der die Betroffenen nicht wissen, wo sie gerade sind und was sie machen. Oft »fehlt« eine längere Zeit, das heißt, die Betroffenen finden sich beispielsweise plötzlich an einem anderen Ort in der Wohnung oder in der Stadt wieder, ohne zu wissen, wie sie dorthin gekommen sind.

Wie beginnt ein Anfall?

Ein Beginn ohne sofortige Bewusstseinsstörung wird von vielen Betroffenen bemerkt. Bei diesen als »Aura« bezeichneten Empfindungen handelt es sich um fokale Anfälle ohne Bewusstseinsstörung, die meist eine sensorische, vegetative oder psychische Symptomatik haben. Sensorische Auren können in Seh-, Hör-, Geruchs-, Geschmacks- und Gleichgewichtsstörungen bestehen. Vegetative oder autonome einfache fokale Anfälle betreffen das vegetative oder autonome Nervensystem. Anfallszeichen sind neben einem besonders häufigen, von der Magengrube aufsteigenden Übelkeitsgefühl z. B. ein veränderter Herzschlag, vermehrtes Schwitzen, Atemstörungen, Pupillenveränderungen oder eine Gänsehaut. Psychische Auren können sich beispielsweise in einem Angstgefühl, Stimmungsschwankungen oder einem veränderten Zeit- und Körpergefühl äußern. Störungen der Gedächtnisfunktionen sind für die sogenannten Déjà-vu- (»Schon-gesehen«-) bzw. Jamais-vu- (»Nie-gesehen«-) Erlebnisse verantwortlich, und schließlich kann es auch zu Halluzinationen kommen, also Wahrnehmungen nicht vorhandener Dinge.

Anfallsursprung und Ursachen

Beteiligte Abschnitte des Gehirns

Fokale Anfälle mit Bewusstseinsstörung gehen vorwiegend vom Temporal- oder Schläfenlappen aus. Am zweithäufigsten ist der Frontal- oder Stirnlappen, dann folgen Parietal- oder Scheitellappen und Okzipital- oder Hinterkopflappen. Schließlich ist auch ein Anfallsursprung in der Inselregion oder dem Zentrallappen möglich.

Kombination mit anderen Anfallsformen

Fokale Anfälle mit Bewusstseinsstörung können aus fokalen Anfällen ohne Bewusstseinsstörung entstehen. Darüber hinaus entwickeln sich fokale Anfälle mit Bewusstseinsstörung oft zu sekundär generalisierten tonisch-klonischen Anfällen weiter, die entweder ohne tageszeitliche Bindung oder nur im Schlaf (= »Schlaf-Grand-mal-Anfall«) auftreten.

Ursachen

Fokale Anfälle mit Bewusstseinsstörung treten oft im Rahmen struktureller bzw. metabolischer Epilepsien, häufiger auch bei Epilepsien (bislang) unbekannnter Ursache auf. Diesen liegen je nach Alter der Betroffenen und Anfallsursprung vielfältige Veränderungen des Gehirns wie z. B. schon bei Geburt vorhandene Fehlbildungen, meist gutartige Tumoren oder im Lauf des Lebens erworbene Hirnschädigungen durch Kopfverletzungen, Entzündungen oder Schlaganfälle zugrunde. Ganz selten kommen auch genetisch bedingte fokale Anfälle mit Bewusstseinsstörung vor.

WISSEN

Die Ursachen für fokale Anfälle mit Bewusstseinsstörung liegen in vielfältigen Veränderungen des Gehirns, etwa nach Schlaganfällen oder Verletzungen des Gehirns.

Generalisierte tonisch-klonische (»Grand-mal«-) Anfälle

Generalisierte tonisch-klonische Anfälle sind die dramatischste Form epileptischer Anfälle. Es ist nicht erstaunlich, dass diese Anfallsform früher »großes Übel« (französisch: grand mal) genannt wurde. Nach einem Vorschlag der Internationalen Liga gegen Epilepsie lautet die heutige Bezeichnung »generalisierter tonisch-klonischer Anfall«. Weil dieser Name schon durch seine Länge nicht besonders praktisch ist, werden oft Abkürzungen wie »generalisierter Anfall« oder nach wie vor »großer Anfall« beziehungsweise »Grand-mal«-Anfall bevorzugt. Oft wird diese Anfallsform bedauerlicherweise mit allen Epilepsien gleichgesetzt.

Grand-mal-Anfälle kommen bei etwa der Hälfte aller Epilepsien vor, meist gemeinsam mit anderen Anfallsformen.

wichtig

Bei etwa der Hälfte aller Epilepsien kommen Grand-mal-Anfälle vor, meist zusammen mit anderen Anfallsformen.

So verläuft der Anfall

Tonische Phase

Es gibt drei Phasen eines generalisierten tonisch-klonischen Anfalls, die meist auch in dieser Reihenfolge ablaufen (siehe folgende Tabelle):

- »tonische« Phase mit Anspannung der Muskulatur,
- »klonische« Phase mit dem eigentlichen Krampfen,
- Nachphase mit Ausklingen des Anfalls.

Während der meist etwa zehn bis 20 Sekunden dauernden tonischen oder Anspannungsphase versteift sich der Körper. Dies betrifft oft zunächst die Gesichtsmuskulatur und danach Arme und Beine, was zu einem Sturz führen kann. Daneben kommt es auch zu einer Anspannung der Muskulatur der inneren Organe. Beim Einsaugen von Luft in die Lungen zu Beginn kann ein eigenartiges Stöhnen oder ein Initialschrei auftreten. Danach kann die Atmung für eine gewisse Zeit aussetzen, weshalb die Betroffenen blau anlaufen können.

Klonische Phase

Auf die tonische Phase folgt die klonische oder eigentliche Krampfphase von meist 30 bis 60 Sekunden, höchstens zwei Minuten Dauer. Ein zunächst rascher und dann immer langsamer werdender Wechsel von Anspannung und Erschlaffung der Körpermuskulatur verursacht ein meist heftiges

WISSEN

Manche Anfälle treten meist aus heiterem Himmel morgens in den ersten Stunden nach dem Erwachen auf und sind in der Regel Ausdruck einer Aufwach-Grand-mal-Epilepsie.

Phasen und Symptome generalisierter tonisch-klonischer (Grand-mal-)Anfälle.

Hauptsymptome (stets vorhanden)	Nebensymptome (teilweise vorhanden)
Tonische Phase	
- Bewusstlosigkeit (Amnesie) - Stürzen/Umfallen (sofern Anfall im Stehen) - Versteifung des ganzen Körpers - weite, nicht auf Licht reagierende Pupillen - kurzer Atemstillstand	- Warnung durch eine »Aura« - Schrei bei Anfallsbeginn - Verletzungen - Blauverfärbung der Haut (»Zyanose«)
Klonische Phase	
- grobes Zucken (Krampfen) im Gesicht - Schaum vor dem Mund	- Zungenbiss - Verletzungen - Einnässen
Nachphase	
- Wiederbeginn der Atmung - Wiedererlangung des Bewusstseins - Erschöpfungszustand	- Erregungszustand - Kopfschmerz, Übelkeit - Harndrang

»Krampfen« oder Zucken. Die Augen bleiben in aller Regel geöffnet und werden gelegentlich eigenartig verdreht. Verstärkter Speichelfluss aus dem Mund kann bei gleichzeitigem heftigen Ausatmen zur Schaumbildung vor dem Mund führen, der bei einem zusätzlichen Zungenbiss auch blutig sein kann.

Nachphase

Die Nach- oder Abschlussphase beendet den Anfall und dauert Minuten bis Stunden. Zu Beginn besteht auch durch starke Reize keine Erweckbarkeit, mit zunehmender Dauer ähnelt diese letzte Anfallsphase aber immer mehr einem normalen Schlaf. Wenn die Betroffenen langsam wieder zu sich kommen, können sie sich erst nach einigen Minuten wieder weitgehend normal unterhalten, obwohl sie noch etwas schläfrig, durcheinander oder auch reizbar wirken können. Oft wollen sie am liebsten alleine gelassen werden und reagieren ärgerlich, wenn dies nicht ausreichend beachtet wird. Später haben sie an den ganzen Anfall keine Erinnerung mehr und können noch mehrere Stunden bis Tage über Kopfschmerzen, Schwindel, Muskelkater oder andere Beschwerden klagen.

Im Kindesalter verlaufen generalisierte tonisch-klonische Anfälle im Vergleich zu Erwachsenen häufiger etwas anders. Die tonische Phase kann länger dauern als die klonische, die Anfallszeichen sind oft seitenungleich ausgeprägt, und die Anfälle sind insgesamt weniger heftig.

Bei einem Grand-mal-Status kommt es nacheinander zu mehreren Anfällen, ohne dass die Betroffenen zwischendurch wieder das Bewusstsein erlangen. Dabei handelt es sich immer um eine lebensbedrohliche Situation, die ein möglichst frühzeitiges ärztliches Eingreifen erforderlich macht (siehe S. 51).

Ursachen

Generalisierte tonisch-klonische Anfälle können wie andere Anfallsformen sehr viele verschiedene Ursachen haben und kommen sowohl bei genetischen als auch strukturellen bzw. metabolischen und Epilepsien unbekannter Ursache vor. Generalisierte tonisch-klonische Anfälle sind die häufigste Form von Gelegenheitsanfällen (siehe S. 24) und können in jedem Lebensalter auftreten.

Primär generalisierte tonisch-klonische Anfälle

Sie treten sofort, aus »heiterem Himmel« auf, ohne dass sie sich aus anderen Anfallsformen heraus entwickeln. Meist handelt es sich um genetische Epilepsien mit Beginn zwischen dem 10. und 25. Lebensjahr. Oft besteht zumindest anfänglich eine tageszeitliche Bindung mit bevorzugtem Auftreten der Anfälle in den ersten ein bis zwei Stunden nach dem Aufwachen, weshalb auch von »Aufwach-Grand-mal-Anfällen« gesprochen wird. Ein zweiter Häufigkeitsgipfel findet sich am Spätnachmittag oder in den frühen Abendstunden. Die meisten Patienten haben nur selten Anfälle, etwa 80 % nur einen pro Jahr. Ein Teil der Betroffenen hatte als Kind oder Jugendlicher schon andere Anfallsformen wie Absencen gehabt, und etwa 10 % der nahen Angehörigen haben ebenfalls eine Epilepsie.

Sekundär generalisierte tonisch-klonische Anfälle

Sie entwickeln sich aus anderen Anfällen, fast immer aus fokalen Anfällen ohne oder mit Bewusstseinsstörung. Epilepsien mit sekundär generalisierten Anfällen kommen in aller Regel bei strukturellen bzw. metabolischen Epilepsien oder Epilepsien unbekannter Ursache vor, die in jedem Lebensalter beginnen können. Sekundär generalisierte tonisch-klonische Anfälle treten häufiger nachts (Schlaf-Grand-mal-Anfälle) oder tagsüber ohne erkennbare Bindung an den Schlaf-Wach-Rhythmus auf.

Untersuchungen

Die notwendigen Untersuchungen hängen von der Epilepsieform beziehungsweise der vermutlichen Ursache der Anfälle ab. Während bei primär generalisierten Anfällen meist die körperlichen Untersuchungen und Verlaufskontrollen des EEGs ausreichend sind (mit bei Bedarf durch Schlafentzug provozierbaren, weitgehend regelmäßigen Spike-wave-Veränderungen und Fotonsensibilität bei etwa 20%), erfordern sekundär generalisierte Anfälle den Ausschluss einer fassbaren Ursache mittels Magnetresonanztomographie (MRT).

Behandlung und Verlauf

So unterschiedlich wie die Ursachen der generalisierten tonisch-klonischen Anfälle ist auch der Behandlungserfolg. Gelegenheitsanfälle treten oft auch ohne Einnahme von Antiepileptika nicht mehr auf, wenn die auslösenden Faktoren wie Schlafentzug oder übermäßiger Alkoholkonsum vermieden werden. Ist eine medikamentöse Behandlung erforderlich, lassen sich primär generalisierte tonisch-klonische Anfälle besser beherrschen als sekundär generalisierte. Auch das Rückfallrisiko unterscheidet sich bei den verschiedenen Epilepsieformen mit generalisierten tonisch-klonischen Anfällen deutlich.

Status epilepticus

Als Status epilepticus (Mehrzahl = Status epileptici) werden länger als eine halbe Stunde anhaltende einzelne epileptische Anfälle oder so rasch aufeinander folgende Anfälle bezeichnet, dass es zwischenzeitlich nicht zu einer Erholung kommt. Wie bei den verschiedenen Formen epileptischer Anfälle gibt es Status epileptici mit und ohne Krampfen (»konvulsiver« bzw. »nichtkonvulsiver« Status) und solche mit und ohne Bewusstseinsverlust (z. B. »Grand-mal«-Status und Status fokaler Anfälle ohne Bewusstseinsstörung). Hält der Anfall länger als eine halbe Stunde an oder folgen die Anfälle rasch aufeinander, spricht man von einem Status epilepticus. Treten dabei Krämpfe auf, liegt ein lebensbedrohlicher Notfall vor.

WISSEN

Hält der Anfall länger als eine halbe Stunde an oder folgen die Anfälle rasch aufeinander, spricht man von einem Status epilepticus. Treten dabei Krämpfe auf, liegt ein lebensbedrohlicher Notfall vor.

wichtig

Ein konvulsiver Status epilepticus ist ein lebensbedrohlicher Notfall und muss sofort konsequent behandelt werden, um mögliche schwere Komplikationen zu vermeiden. Bei jedem dritten bis vierten Betroffenen steht ein Status epilepticus am Beginn einer Epilepsie.

Formen von Status epileptici

Es gibt ebenso viele Formen von Status epileptici wie epileptischer Anfälle. Bei einigen seltenen Epilepsieformen wie zum Beispiel der Epilepsia partialis continua oder progredienten Myoklonusepilepsien sind die Betroffenen ohnehin mehr oder weniger dauernd in einem Status. Ein Status kann zu Beginn und im Verlauf einer Epilepsie auftreten oder aber ein einmaliges Ereignis bei meist akuten, aber rückbildungsfähigen Störungen des Gehirns sein. Hier wird nur auf die wichtigsten Formen eingegangen.

Konvulsiver Status generalisierter tonisch-klonischer Anfälle (Grand-mal-Status)

Ein Grand-mal-Status besteht aus wiederholten generalisierten tonisch-klonischen Anfällen ohne zwischenzeitliches Wiedererlangen des Bewusstseins. Er ist die schwerste und lebensbedrohliche Form epileptischer Anfälle. Status primär generalisierter tonisch-klonischer Anfälle bei Erwachsenen sind selten, überwiegend handelt es sich um primär fokale Anfälle mit sekundärer Generalisierung. Stets muss sofort ein Arzt gerufen werden und eine notfallmäßige Sofortbehandlung sowie Krankenhauseinweisung erfolgen, am besten in eine Neurologische Klinik mit der Möglichkeit einer intensivmedizinischen Betreuung.

Nichtkonvulsiver generalisierter Status epilepticus (Absencenstatus [Petit-mal-Status, Spike-wave-Stupor])

Im Vordergrund eines nichtkonvulsiven generalisierten Status epilepticus steht eine Bewusstseinsstörung, wobei das Spektrum von einer leichten Konzentrations- und Orientierungsstörung bis zu einem antriebsarmen, verlangsamten Zustand verminderter Reaktionsfähigkeit und »Verwirrung« reicht. Trotzdem können die Betroffenen gewissermaßen automatisch einfache Handlungen ausführen, ohne sich aber dessen bewusst zu sein und sich hinterher daran erinnern zu können. Im Gegensatz zum konvulsiven Grand-mal-Status besteht keine Lebensgefahr, und eine allzu heftige medikamentöse Behandlung kann wegen der damit verbundenen Risiken sogar eher schädlich sein.

Status fokaler Anfälle ohne Bewusstseinsstörung

Bei Status fokaler Anfälle ohne Bewusstseinsstörung handelt es sich überwiegend um symptomatische Formen epileptischer Anfälle bei akuten, umschriebenen Hirnschädigungen. Paradebeispiel ist der nach einem englischen Neurologen benannte Jackson-Status einfach-motorischer fokaler Anfälle, der in dieser Form von diesem Neurologen Ende des 19. Jahrhunderts erstmals beschrieben wurde. Hierbei kommt es zu einer langsamen Ausbreitung z. B. in einer Hand beginnender Muskelzuckung auf den Unter- und Oberarm, u. U. auch auf das Gesicht oder die ganze Körperhälfte. Diese Ausbreitung wird auch Jackson-Marsch genannt.

Epilepsia partialis continua

Eine Sonderform eines Status fokaler Anfälle ohne Bewusstseinsstörung ist die sogenannte Epilepsia partialis continua, die nach dem erstbeschreibenden russischen Arzt auch Kojewnikoff-Epilepsie genannt wird. Es kommt zu sehr umschriebenen, meist nur einzelne Muskelgruppen betreffenden Zuckungen.

Status nichtkonvulsiver fokaler Anfälle ohne Bewusstseinsstörung

Eine zu wenig beachtete Form eines Status epilepticus besteht in nichtkonvulsiven einfachen fokalen Anfällen ohne Bewusstseinsstörung. Diese gehen meist vom Stirn-, Scheitel- oder Hinterhauptlappen des Gehirns aus, und die Beschwerden können z. B. nur in einer Verwirrtheit, Missempfindungen oder Sehstörungen bestehen.

Status fokaler Anfälle mit Bewusstseinsstörung (komplex-fokaler Status, psychomotorischer Status)

Ein Status fokaler Anfälle mit Bewusstseinsstörung äußert sich in länger andauernden Verwirrtheitszuständen mit Störungen im Erkennen und Verhalten der Betroffenen, an diese sie hinterher keinerlei Erinnerung haben. Wie bei einzelnen fokalen Anfällen mit Bewusstseinsstörung können durchaus komplizierte Handlungen vollzogen werden, sodass Umstehende denken können, dies geschehe bewusst.

Ursachen

Ein Status epilepticus ist in aller Regel Ausdruck einer fassbaren Schädigung des Gehirns, kann aber auch bei genetischen Epilepsien vorkommen. So ist es besonders bei Kindern mit manchen Epilepsieformen nicht ungewöhnlich, dass ein Status epilepticus ohne erkennbaren Grund auftritt. Dies ist bei etwa jedem vierten Status ebenso häufig der Fall wie eine Auslösung durch Fieber (auch bei älteren Kindern!) oder durch vorbestehende Hirnschädigungen z.B. nach Hirnhautentzündungen oder Kopfverletzungen. Bei dem verbleibenden Viertel spielt neben zwar vorbestehenden, sich aber plötzlich verschlechternden oder akut aufgetretenen Krankheiten mit Beteiligung des Gehirns ein plötzliches Weglassen von Antiepileptika eine wesentliche Rolle.

Bei Jugendlichen und Erwachsenen mit einer bekannten Epilepsie ist das plötzliche Weglassen oder Vergessen der Medikamente sogar der häufigste auslösende Faktor eines Status epilepticus, gefolgt von Alkoholmissbrauch und akuten Krankheiten wie Kopfverletzungen, Schlaganfällen, Tumoren oder Stoffwechselentgleisungen wie beispielsweise bei einer Zuckerkrankheit.

Bei Menschen ohne bekannte Epilepsie lässt sich fast immer eine akute Ursache für einen Status epilepticus finden, wobei auch an die Möglichkeit der Anfallsauslösung als Nebenwirkung von in hohen Dosen verabreichten Medikamenten gedacht werden muss.

wichtig

Die Ursachen für einen Status epilepticus sind unterschiedlich. Bei bekannter Epilepsie sind das Vergessen oder Weglassen der Medikamente die häufigsten.

Alter beim erstmaligen Auftreten

Ein Status epilepticus kann in jedem Lebensalter vorkommen. Bei Kleinkindern mit Epilepsie ist er besonders in den ersten drei Lebensjahren keine Seltenheit und insgesamt viel häufiger als bei Jugendlichen und Erwachsenen. Insgesamt haben bis zu 10% aller Menschen mit Epilepsie irgendwann einmal einen Status epilepticus. Bei manchen Epilepsiesyndromen ist dies aber noch viel häufiger. So erleidet etwa jedes zweite Kind mit Lennox-Gastaut-Syndrom (siehe S. 60) mindestens einmal einen Status, meist mit atypischen Absencen oder tonischen Anfällen.

Wichtige Epilepsieformen

Treten bestimmte Krankheitsmerkmale oder Kennzeichen regelmäßig in Kombination miteinander auf, so werden sie als typische Krankheitsbilder benannt. Hier werden die Wichtigsten nach dem Lebensalter geordnet vorgestellt.

Es gibt mehr als 50 unterschiedliche Epilepsieformen, von denen viele aber sehr selten sind. In diesem Kapitel sind die Wichtigsten zusammengestellt. Sollte die bei Ihnen, Ihrem Kind oder Ihrem Angehörigen vorliegende Form nicht dabei sein, ist dies kein Grund zur Beunruhigung. Ihr Arzt wird Ihnen ergänzende Informationsquellen nennen können.

West-Syndrom

Das West-Syndrom wird durch eine besondere Anfallsform, die sogenannten epileptischen Spasmen (auch als BNS-Anfälle bezeichnet) sowie durch deren schwere Behandelbarkeit mit meist ungünstiger Prognose charakterisiert. Es wurde vor fast 150 Jahren erstmals von Dr. William James West, einem englischen praktischen Arzt und Chirurgen, bei seinem eigenen Sohn beschrieben und ist durch folgende Merkmale gekennzeichnet:

- Beginn im Säuglingsalter, bei Jungen häufiger als bei Mädchen,
- Auftreten von epileptischen Spasmen, die zusätzlich von anderen Anfallsformen begleitet werden können,
- Anfallshäufung in Serien mit jeweils vielen, sehr kurzen Anfällen,
- typische EEG-Veränderungen (»Hypsarrhythmie«, siehe unten),
- häufig geistige Behinderung.

WISSEN

Das West-Syndrom ist ein seltenes frühkindliches Epilepsiesyndrom des Säuglingsalters, dem in der Regel eine Hirnschädigung zugrunde liegt. Die Anfälle sind medikamentös kaum zu behandeln und der Verlauf ist ungünstig.

So können die Anfälle verlaufen

Epileptische Spasmen sind kurze und anfangs schwache Verkrampfungen. Während es zunächst nur zu einem oder zwei Anfällen bzw. Spasmen hintereinander kommt, häufen sie sich im Verlauf immer mehr, und schließlich kommt es zu Serien von mehreren Dutzend hintereinander.

Eine Muskelzuckung der Hals- und Nackenmuskulatur allein wird als Nickanfall bezeichnet. Ein rasches, blitzartiges Beugen von Kopf und Rumpf mit gleichzeitigem Werfen der Arme nach oben und innen ist ein Blitzanfall, der bei einem verlangsamten Ablauf (»in Zeitlupe«) wegen der Ähnlichkeit mit

WISSEN

Blitz-, Nick-, Salaam-Anfall (BNS)

Die in Deutschland oft benutzte Bezeichnung BNS-Anfall ist die Abkürzung für Blitz-, Nick-, Salaam-Anfall. Dabei handelt es sich um eine plötzliche, blitzartige und kurze Beugebewegung von Kopf und Rumpf, bei der die ausgestreckten Arme typischerweise gleichzeitig nach oben und innen geworfen werden, der Kopf nach vorne fällt und die Augen nach oben verdreht werden. Oft treten auch als »Cluster« bezeichnete Serien von fünf bis über 100 dieser jeweils etwa eine Sekunde dauernden Anfälle auf, besonders beim Einschlafen oder kurz nach dem Aufwachen. Nach und zwischen den Anfallsserien weinen viele der Kinder, was Eltern und auch Ärzte lange Zeit zunächst an Bauchschmerzen oder andere Ursachen denken lässt.

der morgenländischen Art des Grüßens mit Zusammenführen der Hände vor der Brust Salaam-Anfall genannt wird. Bei abgeschwächten Anfallsformen weichen nur die Augen nach oben ab, daneben kann es zu Drehbewegungen der Augen oder des Kopfes nach einer Seite kommen, auch zu einseitigen Bewegungen der Arme oder Beine.

Andere Anfallsformen können den epileptischen Spasmen vorausgehen, diese begleiten oder ihnen folgen. Dabei kann es sich um fokale, nur einen Teil des Gehirns betreffende oder generalisierte Anfälle mit Beteiligung des ganzen Gehirns handeln.

Häufigere Ursachen

Das West-Syndrom hat keine einheitliche Ursache. Ob und gegebenenfalls welche Ursache sich für ein West-Syndrom finden lässt, begründet, ob es sich um eine strukturelle/metabolische oder eine Form unbekannter Ursache handelt. Ein genetisches West-Syndrom ist selten.

Strukturell/metabolisches West-Syndrom

Bei etwa zwei Drittel der Kinder mit einem West-Syndrom ist dieses Ausdruck oder Folge einer fassbaren Grunderkrankung beziehungsweise Hirnschädigung. Typische Beispiele sind die tuberöse Hirnsklerose (auch als Bourneville-Pringle-Krankheit bezeichnet) oder Hirnschädigungen aufgrund eines Sauerstoffmangels bei

WISSEN

Der Verlauf eines West-Syndroms ist bei den verschiedenen Ursachen unterschiedlich. Ein günstiger Verlauf tritt nur selten ein und wenn, dann zeigt sich der Behandlungserfolg rasch und das Kind ist dann frei von Anfällen.

der Geburt, einer Gehirnentzündung, einer Schädel-Hirn-Verletzung oder aufgrund von Entwicklungsstörungen der Hirnrinde.

West-Syndrom unbekannter Ursache

Es wird ein strukturelles oder metabolisches West-Syndrom vermutet, das sich aber nicht eindeutig nachweisen lässt.

Genetisches West-Syndrom

Bei manchen Kindern lassen eine familiäre Häufung von Anfällen und ein günstiger Verlauf eine erbliche Komponente vermuten.

Alter beim erstmaligen Auftreten

Die epileptischen Spasmen oder BNS-Anfälle beginnen bei etwa 90% zwischen dem dritten und 12. Lebensmonat, ausnahmsweise aber auch schon in den ersten beiden Monaten oder im zweiten bis vierten Lebensjahr.

Untersuchungen

Gibt es weitere Menschen mit Epilepsien in der Familie?

Weitere Epilepsien in der Familie sind Ausnahmen.

Der körperliche Untersuchungsbefund ist meist auffällig

Kinder mit einem West-Syndrom sind meist auch abgesehen von den Anfällen auffällig. Oft ist der Blickkontakt gestört, es zeigt sich keine normale Reaktion auf Geräusche und der Spannungszustand der Muskulatur ist vermindert (»hypoton«). Oft treten ohne erkennbaren Grund Stimmungsschwankungen auf, und die meisten Kinder zeigen sehr bald eine verzögerte geistige Entwicklung und Leistungsfähigkeit, manchmal sogar schon vor dem ersten Auftreten der Anfälle. Kinder mit einer tuberösen Sklerose haben auf der Haut oft typische weiße Flecken, die sich besonders gut mit einer dunklen Ultraviolettlampe erkennen lassen.

Das EEG zeigt immer typische Veränderungen

Im EEG finden sich bei einem West-Syndrom während eines BNS-Anfalls über allen Hirnabschnitten rasche Wellen niedriggespannter Aktivität oder langsame Wellen hochgespannter Aktivität. Diesen Veränderungen können umschriebene, herdförmige EEG-Veränderungen vorausgehen oder folgen. Zwischen den Anfällen zeigen sich im EEG meist beidseits hohe Spitzen und langsame Wellen, die als »Hypsarrhythmie« bezeichnet werden.

Blut- und Urinuntersuchungen

Diese können u.a. für Chromosomenanalysen (bei Verdacht auf Erbkrankheiten), zum Ausschluss von Infektionskrankheiten oder auch bei der Suche nach Stoffwechselkrankheiten erforderlich sein.

Bildgebende Untersuchungen des Gehirns

Bei allen Kindern mit West-Syndrom ist eine bildgebende Diagnostik des Gehirns in der Regel mit Magnetresonanztomographie (MRT) sinnvoll. Im Gegensatz zu Erwachsenen kann bei Kleinkindern durch die noch nicht knöchern verschlossene Fontanelle auch mit Ultraschall eine Darstellung des Gehirns erfolgen.

Behandlung und Verlauf

Zur Behandlung stehen verschiedene Medikamente zur Verfügung. In seltenen Fällen kann ein Mangel oder eine Verwertungsstörung von Vitamin B6 Ursache eines West-Syndroms sein, weshalb dieses Vitamin manchmal zu Beginn in höheren Dosen verabreicht wird. Die Auswahl und Dosierung der sonstigen Medikamente, die häufiger auch nacheinander oder gemeinsam eingesetzt werden müssen, wird der Kinderarzt mit Ihnen besprechen.

Der Verlauf ist je nach Ursache unterschiedlich, bei den strukturellen und metabolischen Formen jedoch meist ungünstig. Etwa jedes fünfte dieser Kinder stirbt in den ersten fünf Jahren, und bei weniger als der Hälfte lassen sich die Anfälle durch Medikamente kontrollieren. Bei einem Teil der Kinder entwickelt sich später ein Lennox-Gastaut-Syndrom. Bei einem (seltenen) genetischen West-Syndrom ist ein günstigerer Verlauf möglich.

Bei einer schwer behandelbaren Krankheit wie dem West-Syndrom ist es nicht erstaunlich, dass manche Eltern sich nach komplementären oder auch alternativen Behandlungsmethoden zur Schulmedizin umsehen (siehe

S. 105). Mit Ausnahme bestimmter Diäten (siehe S. 108) gibt es allerdings keinen Wirksamkeitsnachweis für diese Behandlungsansätze.

In den letzten Jahren werden an einigen spezialisierten Epilepsiezentren auch chirurgische Behandlungen durchgeführt. Diese kommen aber nur in Frage, wenn sich umschriebene Veränderungen am Gehirn nachweisen lassen und deren operative Entfernung mit vertretbaren Risiken und Folgen verbunden ist.

WISSEN

Für die meisten alternativen Medizinmethoden gibt es derzeit keinen Wirksamkeitsnachweis.

Lennox-Gastaut-Syndrom

Das Lennox-Gastaut-Syndrom (LGS) ist eine der am schwersten behandelbaren Epilepsien im Kindesalter mit sehr häufigen Anfällen und verschiedenen Anfallsformen. Die genaue Häufigkeit ist nicht bekannt; man geht von etwa 5% aller kindlichen Epilepsien aus. Die Krankheit ist nach zwei auf die Behandlung von Epilepsien spezialisierten Ärzten benannt (Henri Gastaut aus Frankreich und William Lennox aus den USA), die sich in den 50er Jahren des 20. Jahrhunderts erstmals intensiv mit den Besonderheiten dieses Epilepsiesyndroms beschäftigt haben. Die wesentlichen Merkmale sind:

- Beginn im Vorschulalter (meist zwischen dem dritten und fünften Lebensjahr, selten auch schon vor dem zweiten oder nach dem achten Lebensjahr),
- Jungen sind etwas häufiger betroffen als Mädchen,
- vorher waren die Kinder entweder unauffällig oder hatten schon eine andere Epilepsieform (etwa jedes fünfte Kind hat ein West-Syndrom),
- gleichzeitiges Auftreten mehrerer Anfallsformen, insbesondere tonische und atonische Anfälle sowie Myoklonien (die sämtlich zu Stürzen oder »Sturzanfällen« führen können), daneben atypische Absencen, myoklonische Anfälle und gelegentlich tonisch-klonische Anfälle,
- sehr häufige Anfälle,
- bei etwa jedem zweiten Kind tritt ein Status epilepticus auf, meist als nichtkonvulsiver Status mit Verwirrtheit, Apathie und fehlender Reaktion,
- typische EEG-Veränderungen mit einem sogenannten langsamen Spike-wave-Muster,
- häufig Entwicklungsverzögerung und geistige Behinderung.

Häufige Anfallsformen beim LGS

Am häufigsten (bei etwa 90 % der Kinder) sind tonische Anfälle, die meist im Schlaf auftreten. Sie bestehen in einer plötzlichen Anspannung der Muskulatur einzelner Abschnitte oder des gesamten Körpers, in aller Regel mit gleichzeitigem Bewusstseinsverlust. Obwohl tonische Anfälle nur wenige Sekunden bis allenfalls eine Minute dauern, sind sie die häufigste Ursache von wiederholten Stürzen und Verletzungen, weshalb viele Betroffene Schutzhelme tragen müssen. Sturzanfälle oder astatische Anfälle können auch myoklonisch oder atonisch sein. Dabei führen Myoklonien oder eine verminderte Muskelanspannung zu Stürzen oder zum Einknicken. Myoklonische Anfälle sind nach den tonischen Anfällen die zweithäufigste Form und durch kurze, blitzartige unwillkürliche Muskelzuckungen gekennzeichnet. Atonische Anfälle dauern meist nur ein bis vier Sekunden; bei sehr kurzen Störungen kommt es beispielsweise nur zu einem kurzen Herunterfallen des Kopfes auf die Brust oder einem Einknicken der Knie. Schließlich kommen noch atypische (ungewöhnliche) Absencen vor, die im Vergleich zu den typischen Absencen neben der Bewusstseinsstörung noch Begleitzeichen wie Muskelzuckungen (myoklonische Absencen) oder Stürze zeigen, weniger abrupt beginnen und enden sowie länger (bis zu zwei Minuten)

▼ Bei Kindern mit LGS treten Anfälle auch im Schlaf auf.

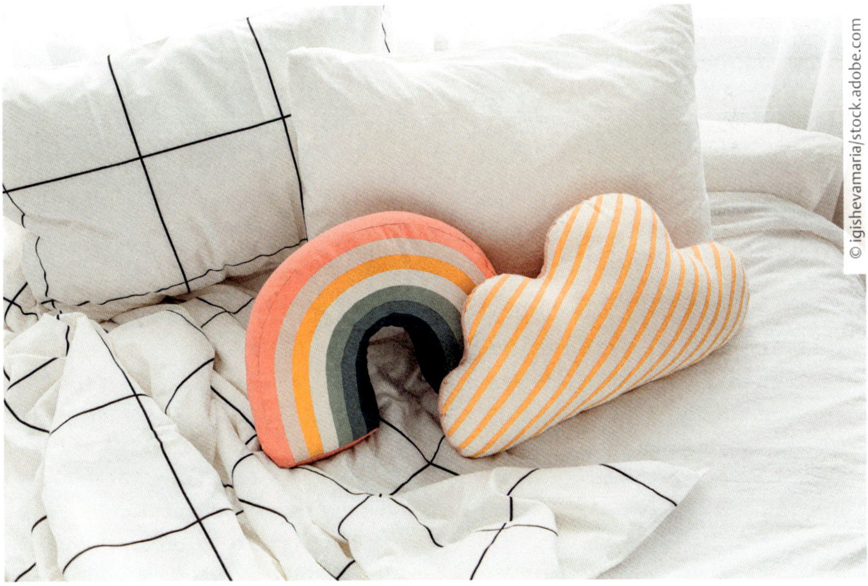

dauern (siehe S. 39). Auch generalisierte tonisch-klonische Anfälle sind möglich, und häufig kommt es zu einem Status epilepticus.

Häufigere Ursachen

Das Lennox-Gastaut-Syndrom kann Folge einer Erkrankung mit Schädigung des Gehirns sein (strukturelles oder metabolisches LGS). Bei einem Großteil der Kinder lässt sich diese allerdings nicht nachweisen (LGS unbekannter Ursache). Die häufigste genetische Krankheitsform ist die tuberöse Sklerose.

Strukturelles oder metabolisches Lennox-Gastaut-Syndrom

Bei etwa der Hälfte bis zwei Dritteln der Kinder mit einem Lennox-Gastaut-Syndrom ist dieses Folge einer fassbaren Grunderkrankung beziehungsweise Hirnschädigung. Einige der bekannten Ursachen sind:

- Vererbte Krankheiten mit Gehirnbeteiligung wie eine tuberöse Sklerose oder erbliche Stoffwechselkrankheiten (dann oft vorbestehendes West-Syndrom),
- Entwicklungsstörungen des Gehirns,
- Hirnschädigungen im Verlauf der Schwangerschaft oder Geburt einschließlich Sauerstoffmangel oder Frühgeburt,
- schwere Entzündungen des Gehirns (z. B. Enzephalitis, Meningitis oder Toxoplasmose).

> **WISSEN**
>
> Nur bei etwa der Hälfte aller Kinder mit einem Lennox-Gastaut-Syndrom lässt sich die Ursache ermitteln. Dabei zeigt das EEG immer typische Veränderungen.

Untersuchungen

Manchmal finden sich in den betroffenen Familien weitere Menschen mit Epilepsie; familiäre Häufungen sind allerdings nicht bekannt.

Der körperliche Untersuchungsbefund ist meist auffällig

Kinder mit LGS sind auch unabhängig von den Anfällen meist auffällig. Fast alle zeigen eine verzögerte Entwicklung. Bei manchen ist dies schon vor dem Auftreten der Anfälle der Fall, bei anderen stellt sich dies innerhalb von ein bis zwei Jahren ein.

Das EEG zeigt immer typische Veränderungen

Im EEG finden sich auf dem Hintergrund einer verlangsamten Grundaktivität langsame Spike-wave- oder Sharp-slow-wave-Entladungen. Weil die häufigste und typischste Anfallsform tonische Anfälle im Schlaf sind, ist zur Diagnosestellung ein Schlaf-EEG sehr nützlich.

Weitere Untersuchungen sind meist nötig

Bei fast allen Kindern mit Lennox-Gastaut-Syndrom ist eine bildgebende Diagnostik des Gehirns mit Magnetresonanztomographie sinnvoll, allein schon zur Erkennung möglicher Grunderkrankungen.

Behandlung und Verlauf

Obwohl bei der Behandlung in der Regel mehrere Medikamente gleichzeitig eingesetzt werden, lässt sich meist keine Anfallsfreiheit erreichen. Manchmal ist sogar eine Kombinationstherapie mit drei oder mehr verschiedenen Medikamenten erforderlich.

Bei einigen Kindern sind bestimmte Diäten (siehe S. 108) wirksam. Diese führen im Körper zu einer Umstellung des Stoffwechsels, die den Veränderungen beim Hungern entsprechen. Mit der Entdeckung wirksamer Medikamente gerieten sie in Vergessenheit und wurden erst in den 70er-Jahren des letzten Jahrhunderts erneut »entdeckt«. Die Diäten, deren genauer Wirkungsmechanismus bisher nicht bekannt ist, verlangen von den Kindern und Eltern eine hohe Disziplin.

> **WISSEN**
>
> Die ketogene Diät ist bei manchen Kindern gut wirksam. Sie verlangt allerdings von den Eltern und den Kindern ein hohes Maß an Disziplin.

Trotz aller Behandlungsbemühungen ist der Verlauf bei den meisten Kindern ungünstig. Manchmal treten die Anfälle mit der Zeit eher in den Hintergrund, während sich die geistige Behinderung und Verhaltensstörungen vermehrt bemerkbar machen.

Bei sehr häufigen und medikamentös nicht beherrschbaren Sturzanfällen kann eine epilepsiechirurgische Behandlung sinnvoll sein (entweder eine Vagusnervstimulation oder eine Kallosotomie; siehe S. 103). Etwa 5 % der Kinder sterben innerhalb von zehn Jahren an ihrer Grunderkrankung oder an Komplikationen. Auch als Erwachsene haben fast alle Betroffenen Behinderungen wie Lern- oder Sprachstörungen, oft auch Bewegungsstörungen. Nur ausnahmsweise (bei etwa 15%) sind die Betroffenen völlig selbstständig.

Rolando-Epilepsie

Die Rolando-Epilepsie (manchmal auch als Rolandische Epilepsie bezeichnet) ist eine nur bei Kindern und Jugendlichen vorkommende gutartige genetische Epilepsie mit besonders in der Nacht auftretenden fokalen Anfällen. Ihren Namen hat sie von dem beteiligten Hirnabschnitt, der Rolandoregion im Frontal- oder Stirnlappen. Eine andere Bezeichnung lautet »benigne (gutartige) fokale Epilepsie mit zentrotemporalen Spikes«.

Rolando-Epilepsien sind mit etwa 20 betroffenen Kindern und Jugendlichen unter 100 000 Menschen relativ häufig. Sie kommen bei Jungen fast doppelt so häufig vor wie bei Mädchen und machen 15–20% aller Epilepsien des Kindes- und Jugendalters aus.

> **WISSEN**
>
> Die Rolando-Epilepsie ist bei Kindern und Jugendlichen relativ häufig. Sie ist gutartig, und die Anfälle treten meist in der Nacht auf.

So verlaufen die Anfälle

Am Beginn eines Anfalls steht oft ein Kribbeln oder Taubheitsgefühl der Zunge, der Lippen, des Zahnfleisches oder der Innenseite der Wange einer Gesichtshälfte. Darauf folgen häufiger leichte Verkrampfungen und meist auch Zuckungen in denselben Regionen einschließlich der Gesichtsmuskulatur einer Seite (»hemifaziale Kloni« oder »Myoklonien«). Bei Beteiligung der Schluck- und Kaumuskulatur führen Schluckstörungen und vermehrter Speichelfluss zu gurgelnden, »grunzenden« Lauten oder einem Zähneknirschen. Eine Bewusstseinsstörung wird in der Regel durch eine das übrige Anfallsgeschehen überdauernde Sprechstörung nur vorgetäuscht. Besonders jüngere Kinder zeigen häufiger eine weitere Anfallsausbreitung mit Muskelzuckungen (Klonien) eines Armes, einer ganzen Körperseite oder sekundär generalisierten tonisch-klonischen Anfällen.

Drei Viertel aller Betroffenen haben die Anfälle nur im Schlaf, bei etwa 15% treten sie sowohl im Schlaf- als auch im Wachzustand auf und bei den restlichen 10% nur im Wachzustand. Bei der Verteilung während der Nacht fällt eine deutliche Tendenz zu den frühen Morgenstunden auf. Die Dauer der Anfälle liegt zwischen wenigen Sekunden und höchstens wenigen Minuten, wobei nächtliche Anfälle stärker und länger andauernd sind als tagsüber auftretende. Bei einer Ausbreitung können sie ausnahmsweise auch länger als zehn Minuten dauern und von einer Lähmung beteiligter Körperabschnitte gefolgt werden. Tagsüber kommt es praktisch nie zu generalisierten tonisch-klonischen (»Grandmal«-) Anfällen.

Oft bleibt es bei einem oder zwei Anfällen und auch sonst kommt es nur in größeren Abständen von mehreren Wochen bis Monaten und nur sehr selten mehrmals hintereinander zu Anfällen. Auf der anderen Seite hat aber etwa jedes fünfte Kind häufige Anfälle, unter Umständen auch mehrfach innerhalb von 24 Stunden. Auch dann gibt es aber fast immer lange anfallsfreie Zeiten. Die überwiegend seltenen und meist relativ milde verlaufenden Anfälle sind auch die Erklärung dafür, dass diese Epilepsieform häufig nicht oder erst mit Verzögerung erkannt wird. Oft ist dies dann der Fall, wenn die Kinder einmal zufällig (wie im Urlaub) bei den Eltern schlafen und diese durch ein lautes Gurgeln oder »Grunzen« der Kinder wach werden.

WISSEN

Die Anfälle dauern meist nur zwischen wenigen Sekunden und höchstens einigen Minuten. Eltern und Kindern entdecken die Anfälle meist eher zufällig.

Die klassische Anfallsbeschreibung von Eltern besteht darin, dass ihre Kinder nachts zu ihnen kommen, zwar wach erscheinen, aber nicht sprechen können und auf ihren Mund zeigen, der nach einer Seite verzogen ist und aus dem Speichel läuft. Gelegentlich können auch Muskelzuckungen beobachtet werden. Erst später können die Kinder berichten, dass sie mit einem »tauben« oder auch »elektrisierenden« Gefühl im Mundbereich aufgewacht sind. Bei seltenen, ungewöhnlichen oder atypischen Anfallsformen klagen manche Kinder zu Beginn über Bauchschmerzen, Sehstörungen einschließlich Blindheit und Blitzlichtern sowie Schwindel. Auch eine Kombination mit Absencen, myoklonischen oder astatischen Anfällen scheint möglich zu sein, und in Einzelfällen wurde ein Status von Rolando-Anfällen beschrieben.

Die Rolando-Epilepsie ist ein Beispiel für eine zwar herdförmige und damit auf eine umschriebene Störung des Gehirns zu beziehende fokale Epilepsie, für die sich aber dennoch keine fassbare Ursache finden lässt und bei der eine genetische Ursache anzunehmen ist.

Alter beim erstmaligen Auftreten

Rolando-Epilepsien beginnen meist zwischen dem dritten und 13. Lebensjahr mit einem Gipfel zwischen vier und acht Jahren. Die ersten Anfälle werden häufiger durch fieberhafte Infekte ausgelöst.

Untersuchungen

Sehr häufig gibt es Angehörige mit Epilepsien

Bei fast der Hälfte der Kinder haben auch andere Familienmitglieder Anfälle oder Epilepsien. Bei etwa einem Drittel der Geschwister ist im EEG über den typischen Stellen die weiter unten beschriebene Aktivität nachweisbar, auch wenn sie keine Anfälle haben.

Meist normale Untersuchungsbefunde

Die Kinder zeigen bei der körperlichen und psychischen Untersuchung keine oder keine wesentlichen Auffälligkeiten. Etwas überdurchschnittlich häufig war die Geburt der Kinder schwierig, hatten die Kinder epileptische Fieberanfälle oder Kopfverletzungen, und auch die Häufigkeit von Migräne liegt über dem Erwartungswert. Zufällige Kombinationen mit anderen Leiden, etwa einer seit Geburt bestehenden Zerebralparese mit Tetraspastik sind möglich und sprechen nicht zwangsläufig gegen die Diagnose. Genaue neuropsychologische Untersuchungen haben bei einem Teil der Kinder Teilleistungsstörungen nachweisen können. Weitergehende Untersuchungen wie eine Magnetresonanztomographie (MRT) zeigen stets Normalbefunde und sind daher in der Regel nicht erforderlich.

> **WISSEN**
>
> Bei der Rolando-Epilepsie finden sich häufig weitere Familienmitglieder mit Anfällen oder Epilepsien.

Eindrucksvolle EEG-Veränderungen

Sie bestehen in umschriebener hochgespannter epilepsietypischer oder »Krampf«-Aktivität (»Herden«) über dem mittleren Schläfenlappen, der Rolando- bzw. Zentralregion oder auch über dem Hinterkopf, häufig mit Ausbreitung zur Gegenseite. Es besteht kein Zusammenhang zwischen dem Ausmaß der EEG-Veränderungen und der Häufigkeit und dem Schweregrad von Anfällen. Die EEG-Veränderungen nehmen bei Schläfrigkeit und mit zunehmender Schlaftiefe zu. Weil sie sich bei etwa jedem dritten Kind nur im Schlaf beobachten lassen, ist im Zweifelsfall die Ableitung eines Schlaf-EEGs sinnvoll.

Behandlungserfolg und Verlauf

Bei bis zu jedem fünften Betroffenen kommt es nur zu einem einzelnen Anfall (dann kann man nicht von einer Rolando-Epilepsie, sondern allenfalls von einem Rolando-Anfall sprechen), und auch bei den anderen ist der Verlauf stets gutartig. Zumindest nach einem ersten Anfall ist es sinnvoll, auch bei eindrucksvollen EEG-Veränderungen noch abzuwarten. Die Prognose ist sehr günstig; die Anfälle hören spätestens bis zum 15. Lebensjahr auf.

wichtig

Rolando-Anfälle und Rolando-Epilepsien sind in der Prognose sehr günstig, und meist hören die Anfälle spätestens während der Pubertät auf.

Absencenepilepsien

Absencenepilepsien sind genetische (erblich bedingte) Epilepsien mit Absencen (kurzen, meist nur wenige Sekunden dauernden Anfällen mit fehlender Ansprechbarkeit und Erinnerung, aber ohne »Krampfen«; siehe S. 38). Es gibt zwei Hauptformen, nämlich die kindliche Absencenepilepsie und die juvenile Absencenepilepsie.

Kindliche Absencenepilepsie

Die kindliche Absencenepilepsie beginnt meist zwischen dem zweiten und 12. Lebensjahr. Unbehandelt treten täglich zahlreiche Absencen auf, vorwiegend in den Morgenstunden und bei Müdigkeit. In der Fachsprache wird auch von einer Pyknolepsie (pyknos = griechisch: dicht) gesprochen. Während oder nach der Pubertät können gelegentlich generalisierte tonisch-klonische (Grand-mal-) Anfälle hinzukommen, meist bevorzugt in den frühen Morgenstunden (= »Aufwach-Grand-mal«). Gerade zu Beginn werden die Absencen häufig als Unaufmerksamkeit oder Verträumtheit fehlgedeutet (siehe S. 38).

Die kindliche Absencenepilepsie macht etwa 10% aller Epilepsien aus. Die Kinder sind ansonsten meist völlig unauffällig. Oft finden sich in den Familien weitere Epilepsien; so entwickeln bis zu 10% der Geschwister und bei einer Epilepsie der Mutter sogar etwa 20% ebenfalls Anfälle (allerdings entwickelt nur etwa jedes vierte Geschwisterkind ebenfalls Absencen). In jeder dritten bis vierten Familie gibt es zumindest einen weiteren Angehörigen mit einer Epilepsie.

Im EEG findet sich ein sehr regelmäßiges Muster mit pro Sekunde dreimal hintereinander auftretenden Spitzen (englisch = spikes) und langsamen Wellen (englisch = waves), weshalb auch von einem Spike-wave- (abgekürzt SW-) Muster oder Spike-wave-Komplexen gesprochen wird. Durch Hyperventilation (vertieftes Atmen) können Spike-wave-Komplexe oder Absencen provoziert werden. Etwa jedes fünfte Kind zeigt eine Fotosensibilität mit Hervorrufen der genannten Veränderungen durch Blitzreize. Weitere Untersuchungen wie eine bildgebende Diagnostik mit Magnetresonanztomographie (MRT) ist in der Regel nicht erforderlich.

Der Behandlungsverlauf ist insgesamt sehr günstig: Nach zwei- bis dreijähriger Anfallsfreiheit können die Medi-

Übersicht zur kindlichen Absencenepilepsie

Merkmal	Beschreibung
Häufigkeit	etwa 10% aller Epilepsien
Beginn	2.–12. Lebensjahr (Gipfel: 6.–7. Lebensjahr)
Ursache	idiopathisch (erbliche Bereitschaft)
Geschlecht	Mädchen doppelt so häufig betroffen wie Jungen
Anfälle	blande oder komplexe Absencen mit serienförmiger (pyknoleptischer) Häufung bis zu (unbehandelt) 200-mal am Tag, auslösbar durch Hyperventilation
Befunde	meist keine Auffälligkeiten bei der körperlichen Untersuchung sowie normale körperliche und geistige Entwicklung
EEG	zwischen den Anfällen meist normal, im Anfall 3- (2,5 bis 4-) mal pro Sekunde auftretende Spike-wave-Aktivität
Bildgebung	keine Auffälligkeiten
Verlauf	Bei 75% in Bezug auf die Absencen ausgesprochen günstig (Aufhören); bei etwa 40% treten allerdings später – in der Pubertät und Jugend – generalisierte tonisch-klonische Anfälle auf

kamente langsam wieder abgebaut werden, wozu manche Ärzte wegen des Risikos zusätzlicher Grand-mal-Anfälle aber erst nach dem 14. Lebensjahr raten. Nur etwa 30 % der Kinder haben als Erwachsene eine Epilepsie. Hinweise für einen günstigen weiteren Verlauf sind:

- normale körperliche und geistige Entwicklung,
- Erkrankungsbeginn zwischen fünftem und achtem Lebensjahr,
- ausschließlich Auftreten von Absencen ohne Myoklonien, Automatismen, generalisierten tonisch-klonischen Anfällen,
- kein Auftreten eines Absencenstatus,
- keine weiteren Epilepsien in der Familie,
- im EEG bei normaler Grundaktivität regelmäßige und seitengleiche dreimal pro Sekunde auftretende Spike-wave-Aktivität.

WISSEN

Die kindliche Absencenepilepsie macht etwa 10 % aller Epilepsien aus. Ansonsten sind die Kinder meist unauffällig, und die Absencen werden häufig als Unaufmerksamkeit oder Verträumtheit gedeutet.

Juvenile Absencenepilepsie

Die juvenile Absencenepilepsie (juvenil = jugendlich, in der Jugend auftretend) oder Absencenepilepsie bei Jugendlichen beginnt jenseits des zehnten Lebensjahres mit einem Gipfel um das 12./13. Lebensjahr. Im Vergleich zu der kindlichen Form ist die Häufigkeit der Absencen sehr viel niedriger, dafür sind diese aber bei drei von vier Jugendlichen mit generalisierten tonisch-klonischen (Grand-mal-) Anfällen vergesellschaftet, und eine juvenile Absencenepilepsie kann sogar mit solchen Anfällen beginnen. Wenn es gleichzeitig auch zu myoklonischen Anfällen kommt, handelt es sich um eine juvenile myoklonische Epilepsie (siehe S. 71).

Bei den Anfällen handelt es sich wie bei der kindlichen Absencenepilepsie um typische Absencen, die im Vergleich zu denjenigen bei der kindlichen Form allerdings meist kürzer sind und auch ohne völligen Bewusstseinsverlust einhergehen können. Die Anfallsverteilung ist meist auch nicht pyknoleptisch (mit relativ häufigen Anfällen), sondern die insgesamt ohnehin selteneren Anfälle treten entweder mit zeitweisen Häufungen (»zyklisch«) oder nur gelegentlich (»sporadisch«) auf.

Begleitende primär generalisierte tonisch-klonische Anfälle sind ganz überwiegend »Aufwach-Grand-mal«-Anfälle (etwa 75 %), daneben kommen aber auch »Schlaf-Grand-mal«-Anfälle

WISSEN

Die juvenile Absencenepilepsie ist in Bezug auf Verlauf und Behandelbarkeit in der Regel sehr gut. Die meisten der Betroffenen werden anfallsfrei.

(etwa 15 %) oder »Grand-mal«-Anfälle ohne tageszeitliche Bindung (etwa 10 %) vor. Zusätzliche myoklonische Anfälle zeigen meist die Merkmale einer juvenilen myoklonischen Epilepsie, zu der ohnehin eine enge Beziehung besteht. Bei etwa 5 % der Betroffenen mit juveniler Absencenepilepsie haben auch nahe Verwandte eine Epilepsie.

Die körperliche und geistige Entwicklung ist unauffällig. Im EEG finden sich bei einer zumeist unauffälligen Grundaktivität sowohl zwischen als auch während den Anfällen über beiden Hirnhälften gleichzeitig auftretende, über dem Stirnlappen betonte Spike-wave-Komplexe. Deren Häufigkeit ist im Gegensatz zum EEG bei der kindlichen Absencenepilepsie meist schneller als dreimal pro Sekunde.
In manchen Fällen lassen sich vor den langsamen Wellen auch mehrere Spikes oder Spitzenentladungen nachweisen (= Polyspike-wave-Komplexe). Eine Provokation der Spike-wave-Entladung im EEG ist durch Hyperventilation oder Schlafentzug möglich; eine Fotosensibilität ist im Vergleich zur kindlichen Absencenepilepsie seltener.

In Bezug auf die Behandelbarkeit und Anfallsfreiheit ist der weitere Verlauf der juvenilen Absencenepilepsie in der Regel sehr gut. Etwa 85 % der Betroffenen werden anfallsfrei. Allerdings muss auch nach zweijähriger Anfallsfreiheit nach einem Absetzen der Medikamente bei etwa jedem Zweiten später mit einem Wiederauftreten der Anfälle gerechnet werden. Hinweise für einen ungünstigen weiteren Verlauf können sein:

- Erkrankungsbeginn vor dem elften Lebensjahr,
- Weiterbestehen der Absencen nach dem 25. Lebensjahr,
- (ausnahmsweise) pyknoleptisches Auftreten,
- Absencen mit klonischen Begleitmerkmalen,
- häufige generalisierte tonische klonische Anfälle,
- Grand-mal-Anfälle im Schlaf oder ohne tageszeitliche Bindung,
- Absencenstatus oder Grand-mal-Status,
- Auffälligkeiten bei psychomotorischer Entwicklung,
- Verlangsamung der Grundaktivität im EEG,
- Spike-wave-Komplexe im EEG zwischen den Anfällen,
- länger als fünf Sekunden dauernde Spike-wave-Serien,
- asymmetrisch (seitenungleich) ausgeprägte Spike-waves.

Übersicht über die juvenile Absencenepilepsie.

Merkmal	Beschreibung
Häufigkeit	etwa 10 % aller idiopathischen generalisierten Epilepsien
Beginn	Pubertät (Gipfel zwischen dem 10. und 14. Lebensjahr)
Ursache	idiopathisch (erbliche Bereitschaft)
Geschlecht	Mädchen und Jungen gleich häufig betroffen
Anfälle	blande oder komplexe Absencen mit zeitweiser (zyklischer) Häufung oder nur gelegentlichem (sporadischen) Auftreten
Befunde	meist keine Auffälligkeiten bei der körperlichen Untersuchung sowie normale körperliche und geistige Entwicklung
EEG	zwischen den Anfällen meist normal, im Anfall meist etwas rascher als 3-mal pro Sekunde auftretende Spike-wave-Aktivität oder Polyspike-waves
Bildgebung	keine Auffälligkeiten
Verlauf	die Absencen sind meist gut behandelbar, bei etwa 75 % aber Hinzukommen von generalisierten tonisch-klonischen Anfällen, die überwiegend an die Aufwachphase gebunden sind und fortbestehen

Juvenile myoklonische Epilepsie

Myoklonisch heißt mit Muskelzuckungen einhergehend. Myoklonische epileptische Anfälle sind kurze, weniger als eine Sekunde dauernde Muskelzuckungen, die den ganzen Körper oder nur umschriebene Körperteile betreffen können. Bei den myoklonischen Anfällen der juvenilen myoklonischen Epilepsie sind die Zuckungen in den Armen stärker als in den Beinen und an den Armen mehr im Bereich der Schulter- und Oberarmmuskulatur als in den Unterarmen oder Händen.

Wegen der durch Willkürbewegungen wie etwa Zähneputzen oder Anheben einer Kaffeetasse oder anderer Gegenstände auslösbaren Anfälle bei der juvenilen myoklonischen Epilepsie wurde in Deutschland früher auch von einer »Impulsiv-Petit-mal«-Epilepsie gesprochen. Außerdem wird diese Epi-

WISSEN

Die juvenile myoklonische Epilepsie ist häufig.

lepsieform nach dem deutschen Arzt, der sie erstmals genauer beschrieben hat, auch Janz-Syndrom genannt.

Juvenile myoklonische Epilepsien machen bis zu 10 % aller Epilepsien aus und sind im Altersbereich von 15 bis 20 Jahren sogar die häufigste Epilepsieform überhaupt. Der Anteil an den idiopathischen generalisierten Epilepsien beträgt bis zu 25 % mit einem Anteil von etwa 5 % der ambulanten und stationären Patienten von Epilepsiezentren. Sie wird aber wegen ihrer vergleichsweise harmlosen Ausprägung dennoch oft lange Zeit nicht erkannt.

▶ Bei Jugendlichen ist die juvenile myoklonische Epilepsie die häufigste Epilepsieform.

Frauen sind etwas häufiger betroffen als Männer (etwa 60 %).

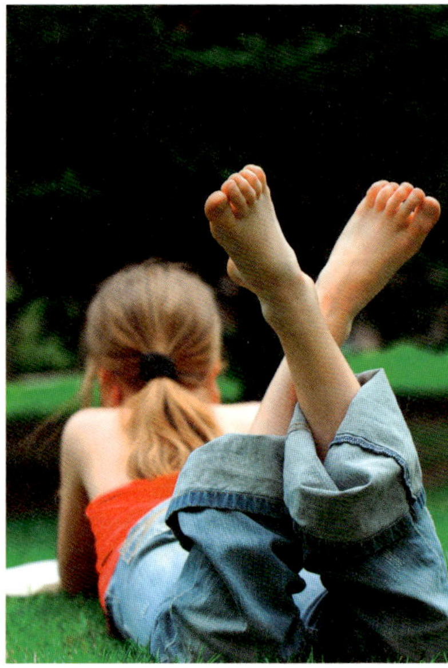

© Elenathewise/stock.adobe.com

So verlaufen die Anfälle

Die Myoklonien treten bevorzugt in den ersten ein bis zwei Stunden nach dem Aufstehen bzw. Wachwerden auf, was sowohl frühmorgens als auch tagsüber etwa nach einem Mittagsschlaf oder bei einem Aufstehen in der Nacht der Fall sein kann. Typisch sind beispielsweise im Bad oder beim Frühstück einzeln oder in Serien auftretende, blitzartige Zuckungen oder »Stöße« vorwiegend der Armstrecker- und Schultermuskulatur. Im Gegensatz zu praktisch allen anderen generalisierten Anfallsformen kommt es fast nie zu einer Bewusstseinsstörung, weshalb die Betroffenen diese Anfälle selbst gut beschreiben können. Gerade in den Händen gehaltene Gegenstände werden häufiger fallen gelassen oder weggeschleudert. Wenn ausnahmsweise die Beine betroffen sind, kann es zu einem Einknicken und auch Stürzen kommen. Die Gesichtsmuskulatur ist praktisch nie beteiligt.

wichtig

Betroffene nehmen die Störungen durch die Myoklonien häufig nicht ernst und auch die Eltern denken oft eher an unangemessenes Verhalten als an einen Anfall.

Viele Betroffene erleben diese Störungen wie ein plötzliches Erschrecken oder einen elektrischen »Schlag« und vermuten – auch wegen des häufigen Auftretens nach Schlafentzug – ursächlich Stress oder Übermüdung. Sie nehmen die Störungen lange Zeit nicht ernst und denken aufgrund ihres eher harmlos erscheinenden Charakters zunächst überhaupt nicht an die Möglichkeit epileptischer Anfälle. Ihre Eltern können ihnen albernes Verhalten oder auch Ungezogenheit unterstellen; oft sind die Betroffenen und auch die Familienmitglieder zunächst eher belustigt als beunruhigt.

Meist lässt sich keine Ursache finden

Für die juvenile myoklonische Epilepsie lässt sich mit den heute zur Verfügung stehenden Methoden keine Ursache finden, und es wird eine genetische Beeinflussung angenommen.

Alter beim erstmaligen Auftreten

Eine juvenile myoklonische Epilepsie beginnt zwischen dem achten und 26. Lebensjahr, bei 80 % davon zwischen dem 12. und 18. Lebensjahr mit einem Gipfel um das 15. Lebensjahr. Ausnahmsweise ist auch ein früherer oder späterer Beginn möglich. Schon während oder nach der Pubertät haben etwa 25 % der Jugendlichen zusätzliche, allerdings relativ seltene Absencen. Bei etwa 90 % kommt es innerhalb weniger Jahre auch zu generalisierten tonisch-klonischen (Grand-mal-) Anfällen, denen oft Myoklonien vorausgehen. Die großen Anfälle treten bevorzugt in den frühen Morgenstunden (»Aufwach-Grand-mal-Anfall«) auf.

Untersuchungen

Häufig gibt es weitere Menschen mit Epilepsien in der Familie

Bei einer juvenilen myoklonischen Epilepsie finden sich bei bis zur Hälfte der Betroffenen weitere Familienmitglieder mit Epilepsien.

Der körperliche Untersuchungsbefund ist normal

Die Jugendlichen und jungen Erwachsenen mit einer juvenilen myoklonischen Epilepsie sind abgesehen von den Anfällen unauffällig.

Das EEG zeigt meist typische Veränderungen

Meist findet sich ein recht typisches Muster mit unregelmäßigen Spitzen (spikes) und langsamen Wellen (waves), wobei vor jeder langsamen Welle meist mehrere Spitzen zu beobachten sind (»Polyspike-waves«). Etwa jeder dritte Betroffene hat eine sogenannte Fotosensibilität mit Hervorrufen der EEG-Veränderungen durch Lichtreize.

Weitere Untersuchungen sind nur ausnahmsweise nötig

Eine bildgebende Diagnostik mit der Magnetresonanztomographie (MRT) ist bei juvenilen myoklonischen Epilepsien in aller Regel nicht erforderlich.

Behandlung und Verlauf

Der Verlauf von juvenilen myoklonischen Epilepsien ist bei konsequenter Einhaltung der Behandlung und Vermeiden von anfallsauslösenden Einflüssen wie Schlafmangel oder extremen Lichtreizen in aller Regel sehr günstig. Unter medikamentöser Behandlung sind weitere Anfälle meist auf eine unregelmäßige Medikamenteneinnahme, Schlafmangel oder übermäßigen Alkoholkonsum zurückzuführen.

Im Gegensatz zur ansonsten ausgezeichneten Behandlungsprognose und der entsprechenden Erfahrung bei anderen Anfallsformen ist ein Zurückfahren der medikamentösen Behandlung aber selbst nach fünfjähriger Anfallsfreiheit oft nicht erfolgversprechend.

Temporallappenepilepsie

Eine Temporallappenepilepsie (TLE) ist ein meist bei Jugendlichen und jüngeren Erwachsenen beginnendes Epilepsiesyndrom mit vom Temporal- oder Schläfenlappen ausgehenden Anfällen, die mit Medikamenten oft nicht völlig unterdrückt werden können.

Anfallsformen

Fast alle Betroffenen haben fokale Anfälle mit Bewusstseinsstörung, weshalb diese früher auch als Temporallappenanfälle bezeichnet wurden. Fokale Anfälle mit Bewusstseinsstörung können aber auch im Frontal- (Stirn-, Parietal- Scheitel)- und Okzipital- (Hinterhaupt-)lappen oder in der Inselregion entstehen. Insgesamt gehen etwa drei Viertel aller fokalen Anfälle mit Bewusstseinsstörung vom Temporallappen aus und sind damit Bestandteil einer Temporallappenepilepsie. Außer fokalen Anfällen mit Bewusstseinsstörung kommen bei Temporallappenepilepsien oft auch fokale Anfälle ohne Bewusstseinsstörung und sekundär generalisierte tonisch-klonische Anfälle vor.

WISSEN

Temporallappenepilepsien beginnen meist bei Jugendlichen und jungen Erwachsenen und können mit Medikamenten nicht immer kontrolliert werden.

Häufigkeit

Temporallappenepilepsien machen mindestens ein Drittel aller Epilepsien aus und sind bei Erwachsenen die häufigste Form.

Ursachen

Mögliche Ursachen sind in der Regel gutartige Tumoren, Gefäßprozesse wie abgelaufene Schlaganfälle oder Gefäßmissbildungen, erlittene Schädel-Hirn-Traumen, Gehirnoperationen und Entzündungen des Gehirns. Eine besonders wichtige Rolle spielt auch eine Gewebsverhärtung (Sklerose) mit oder ohne begleitendem Nervenzelluntergang (Atrophie) des Hippokampus, eines von der Form an ein Seepferdchen erinnernden, an der Unter- und Innenseite liegenden Abschnitts des Temporallappens.

Zwischen einem und zwei Dritteln der Betroffenen hatten als Kinder meist komplizierte fiebergebundene epileptische Anfälle, ohne dass bislang eindeutig geklärt werden konnte, ob diese Anfälle (»Fieberkrämpfe« siehe S. 26) und die späteren Anfälle im Rahmen einer Temporallappenepilepsie eine gemeinsame Ursache haben oder ob die komplizierten Fieberanfälle eine Schädigung des Gehirns in Gang setzten, die später zur Temporallappenepilepsie führte.

Bei etwa der Hälfte der Betroffenen lässt sich nach wie vor keine Ursache nachweisen (= Temporallappenepilepsie unbekannter Ursache). Selten besteht eine familiäre Häufung beziehungsweise erbliche Komponente (= genetische oder familiäre Temporallappenepilepsie).

Anfallsformen

Fokale Anfälle mit Bewusstseinsstörung und Ausgang vom innen liegenden Temporallappen (dem mesialen Temporallappen) haben folgende Merkmale:

- die Betroffenen hatten als Kind häufiger fiebergebundene epileptische Anfälle mit zwischenzeitlicher jahrelanger Anfallsfreiheit,
- die Anfälle beginnen und enden allmählich,
- die Anfallsdauer beträgt meist ein bis zwei Minuten,
- es kommt entweder zu einer sofortigen Beeinträchtigung des Bewusstseins mit fehlender Erinnerung (Amnesie) an den eigentlichen Anfall oder zunächst zu einer Aura (z.B. einem als epigastrische Aura bezeichneten, von der Magengegend her aufsteigenden Kribbel- oder Wärmegefühl, eigenartigen -Geschmacks- oder Geruchsempfindungen, unbestimmten Angstgefühlen, Déjà-vu- oder Jamais-vu-Erlebnissen, psychischen oder vegetativen Symptomen) mit daran anschließender Bewusstseinsstörung,
- bei manchen Anfällen kommt es zu einem Innehalten beziehungsweise zu einer Bewegungsstarre von meist zehn bis 20 Sekunden Dauer, oft in Verbindung mit einem ängstlichen Gesichtsausdruck. Anschließend kommt es oft zu automatisch ablaufenden, gleich bleibenden Bewegungen oder Automatismen. Diese bestehen zunächst meist in -Kau-, Schluck-, Schmatz- oder sonstigen Zungenbewegungen über die Lippen im Mundbereich, später auch in einem Reiben oder Streichen über die Kleidung, Umherlaufen, An- oder -Ausziehen der Kleidung, Bewegen oder Verrücken von Gegenständen wie zum Beispiel Möbelstücken,
- je nach beteiligter Hirnhälfte kommt es auch zu Sprachstörungen (bei Anfällen der sprachdominanten Seite zum Innehalten oder zu unverständlichen Lautbildungen),
- nach dem Anfall besteht eine einige Minuten anhaltende Verwirrung (postiktale »Umdämmerung« und langsame Wiederorientierung).

Behandlung und Verlauf

Temporallappenepilepsien sind medikamentös meist schwer zu behandeln. Mehr als die Hälfte wird trotz sachgerechter Anwendung der zur Verfügung stehenden Medikamente nicht anfallsfrei, wenngleich bei den meisten zumindest eine deutliche Besserung erreicht werden kann. Außerdem besteht bei einer Temporallappenepilepsie ein besonders hohes Risiko, außer Anfällen noch andere neurologische und psychische Störungen wie Gedächtnisstörungen und Depressionen zu entwickeln.

wichtig

Temporallappenepilepsien sind mit Medikamenten nicht immer zu unterdrücken, allerdings kann eine längere Anfallsfreiheit erreicht werden.

Möglichkeit einer chirurgischen Behandlung früh prüfen!

Bei Betroffenen, die trotz bestmöglicher medikamentöser Therapie nicht anfallsfrei werden, sollte frühzeitig an die Möglichkeiten einer operativen Behandlung gedacht werden. Sofern dies prinzipiell für sie infrage kommt, ist allerdings eine mehr oder weniger umfangreiche prächirurgische Abklärung an einer Spezialklinik erforderlich. Zu den wichtigen Voraussetzungen und Verfahren eines epilepsiechirurgischen Eingriffs siehe S. 103.

Übersicht über die Temporallappenepilepsie.

Merkmal	Beschreibung
Häufigkeit	häufigste Epilepsieform bei Erwachsenen
Beginn	in jedem Lebensalter, meist bei Jugendlichen und jüngeren Erwachsenen; ein bis zwei Drittel der Betroffenen hatten als Kind fiebergebundene epileptische Anfälle, waren aber danach bis zu 15 Jahre anfallsfrei
Ursache	meist strukturell/metabolisch, selten genetisch (familiär)
Geschlecht	Frauen und Männer gleich häufig betroffen
Anfälle	fokale Anfälle mit und ohne Bewusstseinsstörung, oft auch sekundär generalisierte tonisch-klonische Anfälle (manchmal nur oder mit Häufung im Schlaf); Anfallshäufigkeit sehr unterschiedlich, meist mehrere pro Monat; fokalen Anfällen mit Bewusstseinsstörung gehen häufiger solche ohne Bewusstseinsstörung voraus (oft als epigastrische Aura mit einem von der Magengegend über die Speiseröhre bis zum Mund aufsteigenden Kribbel- oder Wärmegefühl)
Befunde	körperlich meist keine Besonderheiten; neuropsychologisch oft Störungen des Gedächtnisses oder anderer Funktionen
EEG	zwischen den Anfällen oft Spikes (Spitzen) oder Sharp-waves (scharfe Wellen) über den Temporallappen; bei den Anfällen über dem betreffenden Temporallappen nach Unterbrechung der Hintergrundaktivität rasche Abfolgen von Spikes, Sharp-waves oder anderer Wellen
Bildgebung	oft auffällig (z. B. Hippokampussklerose)
Behandlung	oft schwierig; häufiger Kombinationen von Medikamenten erforderlich; frühzeitige Abklärung einer chirurgischen Behandlungsmöglichkeit!
Verlauf	oft mit Medikamenten allein keine Anfallsfreiheit zu erreichen, nur sehr selten Absetzen von Medikamenten möglich

Untersuchungen

Die wichtigsten Untersuchungen sind die Erhebung der Vorgeschichte, das EEG und die bildgebende Diagnostik.

Nur selten hat der Arzt die Möglichkeit, einen epileptischen Anfall selbst zu beobachten. Die Diagnose einer Epilepsie beruht daher in der Regel auf einer genauen Erfassung der Vorgeschichte (Anamnese), einer oder mehreren EEG-Ableitungen und der sogenannten bildgebenden Diagnostik. Diese Methoden werden bei Bedarf durch Blut- und andere Laboruntersuchungen sowie andere spezielle Tests ergänzt.

Die Vorgeschichte

Die Vorgeschichte oder auch Anamnese wird vom Arzt erhoben und besteht aus verschiedenen Teilen, auf die nachfolgend jeweils noch etwas ausführlicher eingegangen wird:

- Eigenanamnese mit allgemeiner Anamnese, spezieller Anamnese (einschließlich Ursachenanamnese, Untersuchungsanamnese, Behandlungsanamnese), Familienanamnese und biographischer sowie sozialer Anamnese,
- Fremdanamnese.

Die Eigenanamnese

Bei der Eigenanamnese werden die Betroffenen gebeten zu beschreiben, wie sich ihre Beschwerden entwickelt haben. Wann gab es erstmals anfallsverdächtige Ereignisse, worin bestanden diese, wie lange dauerten sie und was waren ihre Besonderheiten? Zu wie vielen Ereignissen ist es bislang insgesamt gekommen, blieben sie im Verlauf gleich oder veränderten sie sich; wenn ja, in welcher Beziehung? Gab es in den Stunden oder Tagen vor dem letzten Anfall und auch vor früheren Anfällen irgendwelche Besonderheiten? Wann wurden die Medikamente gegen Anfälle zuletzt eingenommen und war die Einnahme auch in den Tagen und Wochen zuvor regelmäßig? Wurden andere Medikamente eingenommen, speziell in der letzten Zeit? Wie war der Schlaf-Wach-Rhythmus in den letzten Wochen? Wann hatten Frauen ihre letzte Periode? Gab es Besonderheiten beim Essen und Trinken, zum Beispiel sehr lange Pausen und dann eine übermäßige Zufuhr? Gab es sonst irgendwelche Besonderheiten einschließlich ungewohnter Stresssituationen?

> **WISSEN**
>
> Bei der allgemeinen Anamnese werden Dinge erfragt, die zunächst ohne Bezug zur Epilepsie zu sein scheinen.

wichtig

Die Anamnese ist bei der Epilepsie von sehr großer Bedeutung, in erster Linie deswegen, weil oft alle Untersuchungsbefunde normal sind und sich die Diagnose hauptsächlich oder sogar allein auf die Angaben zur Vorgeschichte stützt.

Bei der allgemeinen Anamnese werden Dinge erfragt, die ohne oder zumindest ohne direkten Bezug zu der Epilepsie sind, aber dennoch von Interesse sein können. Dazu zählen insbesondere Kinderkrankheiten sowie sonstige Krankheiten und Störungen. Wie sind Appetit und Stuhlgang? Hat sich das Gewicht in der letzten Zeit geändert? Werden regelmäßig irgendwelche Medikamente (nicht gegen epileptische Anfälle; diese werden in der speziellen Anamnese beziehungsweise Therapieanamnese erfasst) eingenommen?

Die spezielle Anamnese richtet sich auf besondere, zur Epilepsie gehörende Informationen aus der Vorgeschichte. Wichtig sind Informationen zu den Anfällen mit ihrer Art und Häufigkeit, tageszeitlichen Bindung sowie möglichen anfallsauslösenden beziehungsweise provozierenden Bedingungen. Auch Informationen zur körperlichen und psychischen Entwicklung oder eventuellen Besonderheiten in der Schule gehören dazu. Wichtige Fragen zur Familienanamnese sind in der folgenden Tabelle zusammengefasst.

Zur speziellen Anamnese gehören auch die Ursachenvorgeschichte, Untersuchungsvorgeschichte und Behandlungsvorgeschichte.

Die Ursachenvorgeschichte oder Ätiologieanamnese zielt auf eine Erfas-

WICHTIG

Anfallsmerkmale, auf die Betroffene und Angehörige achten sollten

- War das Bewusstsein zu Beginn oder während des ganzen Anfalls erhalten oder besteht überhaupt keine Erinnerung an Beginn und Ablauf des Anfalls?
- Gab es mögliche Anfallsauslöser (Schlafmangel, Alkoholentzug, andere Krankheiten, ungewöhnlicher Stress, sonstige Besonderheiten)?
- Was war das erste selbst wahrgenommene Anfallszeichen (eigenartige Gedanken, komisches Gefühl, Geruch, Geräusch, Geschmack, Kribbeln, Sehen eigenartiger Dinge, unwillkürliche Bewegung)?
- Sofern dabei noch keine Bewusstseinsstörung bestand, wie entwickelte sich der Anfall danach weiter (andere Wahrnehmungen oder Ausbreitung auf andere Körperteile, zeitlicher Ablauf)?
- Gab es Beschwerden direkt nach dem Anfall (Harndrang, Kopfschmerzen, Lähmungen, Müdigkeit, Sprachstörungen, Stuhldrang, Übelkeit, Verwirrtheit)?

WICHTIG

Wichtige Angaben aus der Familienanamnese

- Gibt es oder gab es in der engeren oder weiteren Familie Menschen mit epileptischen Anfällen (einschließlich »Fieberkrämpfen«)?
- Wenn ja, in welchem Verwandtschaftsverhältnis stehen diese zu dem Betroffenen?
- Wenn ja, um welche Formen von epileptischen Anfällen handelte es sich?
- Gibt es oder gab es in der engeren oder weiteren Familie Menschen mit einer Epilepsie?
- Wenn ja, in welchem Verwandtschaftsverhältnis stehen diese zu dem Betroffenen?
- Wenn ja, um welche Formen von Epilepsien handelte es sich?
- Gibt es oder gab es in der engeren oder weiteren Familie sonst irgendwelche Besonderheiten, insbesondere Krankheiten mit Beteiligung des Gehirns?
- Wenn ja, in welchem Verwandtschaftsverhältnis stehen diese zu dem Betroffenen?

sung möglicher Ursachen der Epilepsie (beispielsweise frühere Kopfverletzungen oder andere neurologische Krankheiten). Die Untersuchungsvorgeschichte oder Diagnostikanamnese erfasst bereits erfolgte Untersuchungen (beispielsweise EEG, Bildgebung, Blutspiegel) und deren Ergebnis. Die Behandlungsvorgeschichte oder Therapieanamnese beinhaltet alle bisher durchgeführten Behandlungen mit ihren Erfolgen und Misserfolgen. Bei den Medikamenten ist es wichtig, jeweils die maximal vertragene Tagesdosis (sofern möglich mit zugehörigem Blutspiegel) und den Grund für einen Wechsel in Erfahrung zu bringen.

WISSEN

Die Ursachenvorgeschichte, die Untersuchungsvorgeschichte und auch die Behandlungsvorgeschichte sind Teil der speziellen Anamnese, die der Arzt erhebt.

Die biographische Anamnese erfasst Besonderheiten der Lebensgeschichte. Dazu gehören auch Fragen wie der subjektive Stellenwert der Epilepsie für die Betroffenen und ihr Einfluss auf Partnerschafts- und Berufswahl. Die soziale Anamnese umfasst die Vorgeschichte zu Problemen im Alltag, bei Kindern etwa ihr Verhalten im Kindergarten oder in der Schule, Erziehungsstil und -schwierigkeiten der Eltern oder das Verhältnis zu Geschwistern. Bei Erwachsenen gehören dazu Bereiche wie Partnerschaft, Beruf, Hobbys oder Führerschein. Die Erhebung einer sozialen Anamnese ist sowohl für die Behandlung als auch sonstige Beratung von Menschen mit einer Epilepsie oft sehr wichtig.

Die Fremdanamnese

Die Schilderung der Krankheitsvorgeschichte mit Entwicklung der jetzigen und früheren Beschwerden sowie der erfolgten Untersuchungen und Behandlungen durch Angehörige beziehungsweise Dritte wird in der medizinischen Fachsprache als Fremdanamnese bezeichnet.

Weil es bei epileptischen Anfällen sehr oft zu einer Bewusstseinsstörung kommt, sind Betroffene selbst meist nicht in der Lage, ihre Anfälle zu beschreiben. Deswegen sind die Angaben von Dritten beziehungsweise Augenzeugen, die bei den Betroffenen einen oder mehrere Anfälle beobachtet haben oder sonstige Beobachtungen im Zusammenhang mit den Anfällen gemacht haben, oft von großer Bedeutung. Augenzeugen können Angehörige, Mitschüler, Kindergärtnerinnen, Lehrer, Arbeitskollegen oder fremde Menschen sein, die einen Anfall nur zufällig gesehen haben.

> **WISSEN**
>
> Häufig sind die Betroffenen selbst nicht in der Lage zu berichten, wie genau die Anfälle verlaufen. Daher wird versucht, Informationen von Augenzeugen hinzuzuziehen.

Das Elektroenzephalogramm (EEG)

Die Abkürzung EEG steht für Elektroenzephalogramm oder Elektroenzephalographie, womit die Aufzeichnung der von der Kopfhaut abgeleiteten elektrischen Aktivität der mindestens 20 Milliarden (!) Nervenzellen des Gehirns bezeichnet wird. Die untereinander jeweils mit hunderten anderen Zellen verbundenen Nervenzellen des Gehirns bilden ein Netzwerk, dessen Aktivität zu einer Vielzahl elektrischer Impulse führt.

Das EEG misst Spannungsschwankungen und gleicht darin dem EKG oder Elektrokardiogramm.

> **WISSEN**
>
> Eine EEG-Ableitung ist völlig harmlos und auch schmerzfrei. Die Provokationsmethoden dienen zum Nachweis von epilepsietypischen Veränderungen.

Die Aufzeichnung der Messungen

Die gemessenen Spannungsunterschiede zwischen den einzelnen Elektroden auf der Kopfoberfläche werden mit einem Computer aufgezeichnet. Früher wurden meist Papierstreifen von bis zu 50 Metern Länge beschriftet, heute sind aber praktisch nur noch papierlose EEG-Geräte im Gebrauch, bei denen die Kurven auf einem Bildschirm betrachtet und ausgewertet werden. Die Speicherung und Archivierung der Ableitungen erfolgt elektronisch.

Ein EEG ist völlig harmlos und schmerzfrei

Es dauert mit Anlegen der Elektroden und Aufzeichnung bis zu einer Stunde, wobei die eigentliche Ableitedauer etwa 30 Minuten beträgt. Die Ableitung erfolgt sitzend oder im Liegen. Viele Menschen sind besonders bei einer erstmaligen Ableitung sehr verspannt, und die EEG-Assistentin wird dann versuchen, durch Erklären und gutes Zureden eine Entspannung zu erreichen. Am besten lehnt man sich während einer EEG-Ableitung etwa so wie beim Friseur einfach zurück und denkt an etwas Schönes.

Maßnahmen zur Erhöhung der Aussagekraft

Bei der Ableitung eines EEGs kann das Gehirn auf verschiedene Arten angeregt werden, um die Aussagekraft zu erhöhen. Bereits das Öffnen und Schließen der Augen ruft besondere Reaktionen hervor, weshalb man während der Ableitung wiederholt dazu aufgefordert wird. Außerdem wird man gebeten, für einige Minuten verstärkt ein- und auszuatmen (zu »hyperventilieren«), und am Ende der Ableitung erfolgt schließlich in den meisten Fällen mit unterschiedlich raschen Lichtblitzen (»Flickerlicht«) noch eine Überprüfung der Fotosensibilität. Ziel all dieser Provokationsmethoden ist nicht das Auslösen eines Anfalls, sondern der Nachweis von epilepsietypischen EEG-Veränderungen. Bei bekannter Empfindlichkeit gegenüber diesen zusätzlichen Reizen können diese bei Verlaufskontrollen abgeschwächt durchgeführt werden oder unterbleiben.

Was kann man im EEG sehen?

Im EEG kann man sowohl die »normalen«, gesunden elektrischen Vorgänge in der Hirnrinde als auch krankhafte Erregungsabläufe sehen. Mithilfe des EEGs kann eine Epilepsie und deren Art herausgefunden werden; über Intelligenz und Charakter sagt das EEG nichts aus.

Weil sich die meisten Nervenzellen regelmäßig elektrisch entladen, zeigt das EEG als gemittelte Aktivitätskurve auch eine mehr oder weniger regelmäßige Wellenfolge. Bei Menschen mit Epilepsien können sich neben dieser Hintergrundaktivität zusätzliche kurze EEG-Zacken zeigen, die als epileptiforme, epileptogene, epilepsietypische oder auch als epilepsiespezifische EEG-Veränderungen bezeichnet werden. Bei bestimmten Epilepsieformen kommen jeweils bestimmte EEG-Veränderungen besonders häufig vor.

Die Aussagekraft eines EEGs wird häufig überschätzt. Es gibt Menschen mit über viele Jahre zweifellos bestehender Epilepsie, deren EEGs jedoch, die zwischen den Anfällen abgeleitet werden, stets normal sind oder nur unspezifische Veränderungen zeigen. Genauso gibt es auch immer wieder Menschen ohne Epilepsie, bei denen sich in einem aus anderen Gründen abgeleiteten EEG Veränderungen zeigen, wie sie typischerweise bei Epilepsien vorkommen.

Manchmal ist es möglich, während eines Anfalls ein EEG abzuleiten und damit kann fast immer geklärt werden, ob ein epileptisches Geschehen vorgelegen hat. Allerdings kann auch dann das EEG ausnahmsweise unauffällig bleiben, wenn die Anfälle sehr kurz sind und die sie hervorrufende elektrische Tätigkeit in tiefen Hirnabschnitten abläuft, die vom EEG an der Kopfoberfläche nicht erfasst werden.

> **WISSEN**
>
> Bei Menschen mit Epilepsie können sich veränderte Wellenformen im EEG zeigen. Das muss aber nicht so sein, und immer wieder finden sich ganz normale Hirnstromkurven trotz bestehender Epilepsie.

Auch zwischen Anfällen abgeleitete EEGs können wichtige Hinweise geben, wenngleich diese weniger eindeutig sind. Weil aber EEG-Ableitungen während eines Anfalls nur selten gelingen, stützt sich die Diagnose einer Epilepsie meist überwiegend auf die Beschreibungen der Anfälle durch die Betroffenen oder Augenzeugen. EEGs zwischen den Anfällen können bei der »Absicherung« der Diagnose helfen und eine genauere Einordnung der Anfallsart ermöglichen.

Wann sollte ein EEG abgeleitet werden?

Bei Absencenepilepsien (siehe S. 67) eignet sich das EEG neben der Diagnosestellung auch zur Behandlungskontrolle. Bei vielen anderen Epilepsieformen ist das EEG weniger zur Kontrolle des Behandlungserfolges geeignet, und es ist eher Glückssache, ob sich in den Ableitungen zwischen Anfällen etwas

WISSEN

Das EEG eignet sich zur Diagnosestellung und manchmal auch zur Behandlungskontrolle.

zeigt oder nicht. Außerdem können manche Medikamente das EEG auch deutlich verschlechtern.

EEG-Kontrollen sind sinnvoll, wenn eine eingeleitete Behandlung nicht zu dem erwarteten Erfolg führt, so beispielsweise wenn es zu einer Anfallszunahme kommt, wenn neue Anfallsarten auftreten und wenn eine Beendigung der Behandlung in Erwägung gezogen wird. Bei problemlosem Verlauf ist es nicht unbedingt erforderlich, bei jeder Kontrolluntersuchung oder etwa alle drei Monate ein EEG abzuleiten. Eine rein »routinemäßige« EEG-Kontrolle ist wie jede ohne gezielte Fragestellung durchgeführte Untersuchung wenig sinnvoll.

wichtig

Man sollte mit seinem behandelnden Arzt über die Notwendigkeit und Häufigkeit von EEG-Kontrollen sprechen, wenn Zweifel aufkommen.

Bildgebende Untersuchungen

Die sogenannten bildgebenden Untersuchungen dienen zur Darstellung der Struktur des Gehirns. Die beiden wichtigsten Methoden sind die Magnetresonanztomographie und die Computertomographie. Noch vor wenigen Jahrzehnten gab es diese Methoden nicht und damit auch kaum eine Möglichkeit, ursächliche Veränderungen für eine Epilepsie zu Lebzeiten oder ohne eine Operation mit Eröffnung des Schädels festzustellen. Die bildgebende Diagnostik ergänzt die sogenannte funktionelle Diagnostik, mit der die Tätigkeit von normalem und auch von krankhaft verändertem Gewebe überprüft werden kann. Die wichtigste funktionelle Untersuchungsmethode ist das Elek-

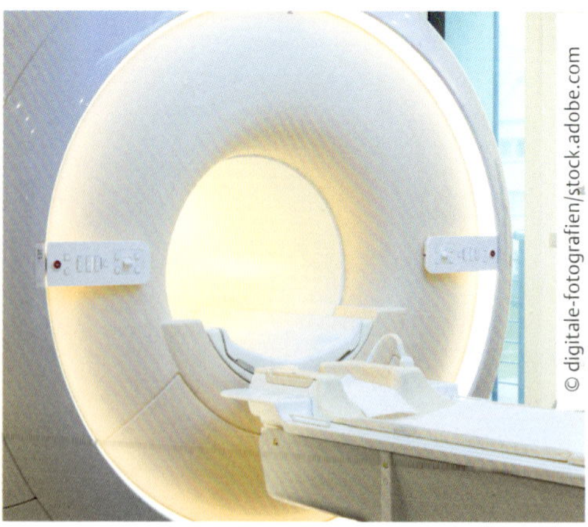

◀ Bildgebende Verfahren sind meist Teil der Diagnostik und geben dem Arzt Hinweise auf Veränderungen im Gehirn.

troenzephalogramm (EEG). Inzwischen stehen aber auch bildgebende Untersuchungsverfahren zur Verfügung, die gleichzeitig den Stoffwechsel des Gehirns und damit auch die Funktion untersuchen. Dies sind die funktionelle Magnetresonanztomographie, die Positronen-Emissionstomographie und die Einzelphotonen-Emissions-Computertomographie.

Magnetresonanztomographie

Die Magnetresonanztomographie (MRT; manchmal auch als Kernspintomographie = KST oder Nukleare Magnetische Resonanztomographie = NMR bezeichnet) bildet das Gehirn mit sehr hoher Genauigkeit und Detailauflösung ab. Mit der MRT lassen sich bei Epilepsien neben Tumoren sowie Zeichen abgelaufener Schlaganfälle oder anderer Schädigungen des Gehirns auch Gefäßmissbildungen und andere kleinere Veränderungen sehr zuverlässig nachweisen. Wenn es eine derartige strukturelle Veränderung im Gehirn gibt, ist das entsprechende Gewebe oder das in unmittelbarer Nachbarschaft liegende oft an der Entstehung von Anfällen beteiligt. Darüber hinaus haben sich Untersuchungen bestimmter Hirnabschnitte wie z.B. des Hippokampus als sehr hilfreich erwiesen, wenn es darum geht, den Ausgangspunkt von Anfällen im Hinblick auf eine eventuelle epilepsiechirurgische Operation nachzuweisen. Die intravenöse Gabe einer dem Kontrastmittel bei Röntgenuntersuchungen vergleichbaren Substanz (z.B. Gadolinium) kann die Aussagekraft weiter erhöhen. Insgesamt zeigt die MRT bei etwa der Hälfte der strukturellen bzw. metabolischen) Epilepsien Auffälligkeiten, während dies bei genetischen Epilepsien praktisch nie der Fall ist.

So verläuft die Untersuchung

Ein übliches MRT-Gerät sieht aus wie eine große Röhre mit einer tunnelförmigen Öffnung in der Mitte. Zur Untersuchung wird man auf einer beweglichen Liege in diese Röhre hineingefahren. Dabei ruht der Kopf in einer gepolsterten Schale und wird mit einem weichen Band festgehalten. Manchmal wird zusätzlich eine Spule in die Nähe des zu untersuchenden Organs (wie etwa Kopf oder Hals) gebracht.

wichtig

Eine Untersuchung mit einem MRT-Gerät ist völlig harmlos. Allerdings kann bei einigen Menschen Platzangst auftreten, die man aber leicht in den Griff bekommen kann.

Während der Untersuchung muss man mehrere Minuten ruhig auf dem Rücken liegen bleiben, kann sich aber über eine Wechselsprechanlage mit dem Personal unterhalten und wird von diesem zusätzlich beobachtet. Re-

TIPP

Was tun bei Platzangst?

Besonders Menschen, die üblicherweise Angst vor geschlossenen Räumen haben, fühlen sich in der eher engen Untersuchungsröhre eines MRT-Gerätes unwohl. Sie können mit zunehmender Untersuchungsdauer immer unruhiger werden, wodurch es zu Bewegungen und damit zu einer schlechten Bildqualität kommen kann. Bei einer derartigen, als »Klaustrophobie« bezeichneten Angst erleichtert ein leichtes Beruhigungsmittel den Untersuchungsablauf. Eine andere Möglichkeit besteht darin, die Untersuchung in einem offenen MRT-Gerät durchzuführen, das aber leider meist schlechtere Bilder liefert.

lativ laute, ratternde und hämmernde Geräusche während der Untersuchung sind durch das An- und Abschalten der Magneten bedingt und völlig normal. Wenn man sie als störend empfindet, kann man sich Ohrstöpsel oder Kopfhörer mit Musik aufsetzen lassen.

Der Computertomograph (CT) ähnelt vom Aufbau her weitgehend einem Magnetresonanztomographen, anstelle elektromagnetischer Felder zur Bilderstellung werden allerdings Röntgenstrahlen eingesetzt. Die Strahlenbelastung einer CT entspricht in etwa derjenigen von zwei normalen Röntgenaufnahmen des Schädels in zwei Ebenen, wie sie früher sehr häufig – und meist ohne weiterführendes Ergebnis – durchgeführt wurden. Ist die Gabe von Kontrastmittel erforderlich, entspricht das damit verbundene Risiko demjenigen beim Röntgen anderer Organe wie etwa der Gallenblase.

WISSEN

Die CT ist heute weitgehend durch die sehr viel genauere MRT abgelöst worden.

Blutspiegelbestimmung

Der »Blutspiegel« eines Medikaments ist seine Konzentration im Vollblut, Plasma (noch gerinnbare Blutflüssigkeit ohne Zellen) oder Serum (nicht mehr gerinnbarer Anteil der Blutflüssigkeit). Anstelle von Blutspiegeln wird auch von Plasma- oder Serumspiegeln gesprochen. Die Medikamentenkonzentration kann prinzipiell auch im Urin, Speichel, in Tränenflüssigkeit, in Liquor (Nervenwasser), Haaren oder anderen Organgeweben gemessen werden. Meist beschränkt man sich aber auf Blutspiegel bzw. Plasma- oder Serumspiegel, die mit der Konzentration im Gehirn in einem engen Zusammenhang stehen.

Für die Wirkung eines Medikaments ist nicht seine Gesamtkonzentration wichtig, sondern nur der freie Anteil, der im Blut nicht an Transporteiweiße gebunden ist. Er schwankt bei den verschiedenen Medikamenten zwischen weniger als 5% und 100%. Bei Antiepileptika mit niedrigem freien Anteil kann es bei Krankheiten oder gleichzeitiger Einnahme anderer Medikamente und gegenseitiger Verdrängung aus der Eiweißbindung erforderlich sein, zusätzlich zur Gesamtkonzentration den freien Anteil zu bestimmen.

Wovon hängt der Blutspiegel ab?

Stabile und verlässliche Werte setzen eine regelmäßige Einnahme voraus. Unerwartet tiefe Werte können aber auch durch Magen-Darmkrankheiten, eine gestörte Tätigkeit der Leber oder Nieren, andere Krankheiten und Begleitmedikamente mit der Möglichkeit von Interaktionen (= Wechselwirkungen) oder durch Besonderheiten des Medikamentes selbst zustande kommen.

wichtig

Der Blutspiegel allein hat keine Bedeutung; er muss stets in Abhängigkeit davon bewertet werden, ob eine Medikation vertragen wird und noch Anfälle auftreten. Behandlungsempfehlungen von Laborärzten ohne Kenntnis darüber, wie es den Betroffenen geht, sind unsinnig und können sogar gefährlich sein.

Der Referenzbereich

Der Referenzbereich ist derjenige Blutspiegelbereich, in dem in der Regel eine ausreichende Wirkung ohne nennenswerte Nebenwirkungen zu beobachten ist. Das heißt nicht, dass unterhalb davon keine Wirkung zu erwarten ist und oberhalb davon zwangsläufig die Gefahr von Nebenwirkungen besteht. Referenzbereiche geben immer nur eine gewisse Orientierung, die im günstigsten Fall für die Mehrzahl von mit einem bestimmten Medikament behandelten Menschen gilt, für jeden einzelnen Betroffenen aber stets überprüft werden muss. Eine ausreichende Wirkung kann schon mit vermeintlich zu niedrigen, »subtherapeutischen« Blutspiegeln erzielt werden, und vermeintlich zu hohe, »toxische« Blutspiegel können ohne Nebenwirkungen vertragen werden.

Die neuropsychologische Untersuchung

Die Neuropsychologie befasst sich mit den Zusammenhängen zwischen Gehirn und Verhaltensweisen wie Wahrnehmung, Lernfähigkeit, Sprachverarbeitung und Gedächtnis. Bei einer neuropsychologischen Testung werden verschiedenste Hirnfunktionen überprüft und Aussagen über Stärken und Schwächen getroffen. Wenn bei insgesamt intakter Leistungsfähigkeit des Gehirns einzelne Funktionen beeinträchtigt sind, spricht man von Teilleistungsschwächen. Diese bedingen sehr häufig Schwierigkeiten in der Schule, in der Ausbildung, im Beruf oder im Alltag. Ursache ist häufig eine »bloße« Funktionsstörung in einem Teilbereich des Gehirns, eine eigentliche Schädigung des Gehirns ist nicht nachweisbar. Teilleistungsstörungen sind keine geistige Behinderung.

Störungen oder Schädigungen im Gehirn können sowohl die Ursache von Teilleistungsstörungen als auch von epileptischen Anfällen sein. Deshalb haben Menschen mit Epilepsie auch häufiger Teilleistungsschwächen als Menschen ohne Epilepsie.

WISSEN

Neuropsychologische Tests prüfen verschiedene sprachliche und visuell-räumliche Funktionen. Für eine Vielzahl an Fragestellungen beispielsweise bei der Berufswahl sind diese Tests nützlich.

Was prüfen die Tests?

Das Grundprinzip der neuropsychologischen Tests besteht darin, verschiedene sprachliche und visuell-räumliche Funktionen mit speziellen Tests wie etwa Fragen beantworten, Figuren abzeichnen, Formen zusammensetzen oder Logik-Aufgaben lösen zu überprüfen. Die Abklärung kann unter Umständen mehrere Stunden dauern.

Bereits das Wissen, dass Probleme im Lern- oder Leistungsbereich durch Hirnfunktionsstörungen bedingt sind, kann zu einer anderen Beurteilung des konkreten Problems führen, mögliche Fehlinterpretationen und Fehlreaktionen verhindern und Betroffene entlasten:

- Den direkt Betroffenen wird nun Verständnis entgegengebracht, und sie werden nicht mehr für etwas

verantwortlich gemacht, für das sie nichts können.
- Die indirekt Betroffenen (Eltern, Lehrkraft, Vorgesetzte) wissen, dass die Probleme nicht auf ihre Unzulänglichkeit zurückzuführen sind (schlechte Erziehung, falsche Methoden).

Die Untersuchung psychischer Störungen

Psychische Störungen ist ein Oberbegriff für störende psychische Empfindungen und Zustände wie zum Beispiel krankhafte Niedergeschlagenheit (Depression) oder Angst, Aufmerksamkeits- und Konzentrationsstörungen oder auch Reizbarkeit, Antriebslosigkeit oder Vergesslichkeit. So wie jeder Mensch im Lauf seines Lebens mehr oder weniger häufig körperlich krank ist, gehören auch psychische Schwierigkeiten zum normalen Leben. Bei einer Epilepsie gibt es viele Gründe und Auslöser dafür, nicht zuletzt weil die Anfälle Änderungen des Lebensstiles einschließlich der Beziehungen zu Mitmenschen, der Berufsausbildung und -tätigkeit oder auch von Freizeitaktivitäten mit sich bringen können. All dies kann – unter Umständen verstärkt durch häufige Anfälle oder auch Nebenwirkungen von Medikamenten – durchaus zu Depression oder auch Angst führen.

Manche psychischen Probleme beruhen auf den nach wie vor vorhandenen gesellschaftlichen Vorurteilen gegenüber Epilepsien. Bei anderen Störungen können die Ursachen bei Kindern beispielsweise in Schwierigkeiten in der Schule oder mit den Eltern – auch durch eine allzu wohlmeinende »Überbehütung« – bestehen, bei Jugendlichen und Erwachsenen in privaten oder beruflichen Problemen. Viele psychische Befindlichkeitsstörungen sind angemessene und normale Reaktionen, die meist nur von kurzer Dauer sind und keiner ärztlichen Betreuung bedürfen. Dies ist bei Depressionen und wahnhaften Psychosen anders; diese haben immer Krankheitswert!

Bei einem kleinen Teil der Menschen mit Epilepsie sind dauerhafte psychische Störungen wie eine Verlangsamung oder Störung des Gedächtnis-

WISSEN

Für psychische Probleme kann es bei einer Epilepsie zahlreiche Gründe geben. Neben normalen Befindlichkeitsstörungen können aber auch Depressionen und Psychosen auftreten, die einer ärztlichen Betreuung bedürfen.

ses vorhanden, die als Ausdruck einer geistigen Behinderung ebenso wie ihre Epilepsie auf eine schwerwiegende Schädigung des Gehirns zurückgehen. Ein entsprechender Zusammenhang lässt sich manchmal in einer neuropsychologischen Untersuchung klären.

wichtig

Auch die eingesetzten Medikamente können psychische Nebenwirkungen haben. Viele dieser Medikamente können in höheren Dosen zu Konzentrationsstörungen oder Müdigkeit führen, und es kann auch zu Depressionen oder wahnhaften Psychosen kommen.

Psychische Störungen zwischen den Anfällen

Depressionen

Depressionen sind bei Menschen mit und ohne Epilepsie die häufigste Form länger andauernder psychischer Störungen. Als Depression wird eine anhaltende krankhafte Niedergeschlagenheit mit Freud- und Lustlosigkeit bezeichnet, die oft auch mit körperlichen Beschwerden wie Appetitmangel und Schlafstörungen einhergeht. Depressionen bei Epilepsie treten bei mindestens jedem fünften Betroffenen und meist ohne direkten Bezug zu epileptischen Anfällen auf. Sie können Folge von Ängsten oder sonstiger Ausgrenzung und Benachteiligung, aber auch von medikamentösen Nebenwirkungen sein. Schon die Diagnose einer Epilepsie führt bei manchen Betroffenen zumindest vorübergehend zu depressiven Beschwerden. Leider werden selbst stärkere, behandlungsbedürftige Depressionen bei Epilepsie oft nicht ernst genommen. Umgekehrt hat man herausgefunden, dass Depressionen das Auftreten einer Epilepsie begünstigen. Ein Grund mehr, sie früh und wirksam zu behandeln.

Ängstlichkeit

Jeder Mensch ist gelegentlich ängstlich oder nervös. Bei Menschen mit Epilepsie ist dies jedoch überdurchschnittlich häufig der Fall. Zu einer krankhaften Störung wird dies dann, wenn diese Gefühle lange dauern oder sehr oft auftreten, von alleine oder schon nach nichtigen Anlässen, und ein normales Leben und Arbeiten behindern. Angststörungen gehen oft mit einem geringen Selbstvertrauen und Selbstunsicherheit einher. Bei Panikattacken kommt es plötzlich zu Störungen wie Atemnot, Herzrasen, Zittern, Schwitzen, Übelkeit, Schwindel, Hitzewallungen, Todesangst oder Angst, verrückt zu werden.

Aufmerksamkeitsstörungs- und Hyperaktivitätssyndrom

Dieses sehr kompliziert klingende Krankheitsbild (ADHS = attention deficit hyperactivity syndrome, im Volksmund »Zappelphilipp«) kommt nicht nur bei Kindern vor und wurde lange

Zeit bei Epilepsie zu wenig beachtet. Eine mildere Verlauffsorm wird als Asperger-Syndrom bezeichnet.

Reizbarkeit und Aggressivität

Jeder Mensch ist von Zeit zu Zeit auch mal gereizt oder sogar aggressiv. Die Auslöser und Ursachen sind dieselben wie bei Menschen mit Epilepsie, bei denen aber auch die Erkrankung selbst, Schädigung der Hirnabschnitte, die für die Steuerung von Gefühlen verantwortlich sind, und die eingesetzten Medikamente dazu beitragen können. Entgegen weit verbreiteter Vorurteile spielt Aggressivität bei Epilepsien keine nennenswerte Rolle.

WISSEN

Aggressivität spielt bei Epilepsie keine große Rolle. Natürlich kann es auch bei Menschen mit einer Epilepsie einmal zu aggressivem Verhalten kommen.

So sind Menschen mit Epilepsie auch nicht häufiger an entsprechenden Straftaten beteiligt als Menschen ohne Epilepsie. Dennoch kann es bei einer Epilepsie auch einmal zu aggressivem Verhalten kommen, wobei manche Medikamente (unter anderem die Barbiturate wie Phenobarbital oder Primidon) dies zu begünstigen scheinen.

Behandlung

Die Grundlage der Behandlung besteht meist in der regelmäßigen Einnahme von Medikamenten.

Eine Epilepsie begleitet den Betroffenen in der Regel viele Jahre. Die Behandlung beruht auf einer vertrauensvollen Zusammenarbeit mit dem Arzt. Die Basis bilden meist Medikamente, daneben stehen aber auch andere Methoden zur Verfügung.

Grundlagen der medikamentösen Behandlung

Das Für und Wider von Medikamenten

Bei vielen Krankheiten besteht das Ziel einer oft allerdings nur vorübergehenden medikamentösen Behandlung darin, dem Körper bei der Abwehr gegen krank machende Einflüsse wie etwa Krankheitserregern zu helfen. Eine mehrjährige oder sogar lebenslange Einnahme ist nicht erforderlich, weil es zu einer mehr oder weniger raschen und folgenlosen Ausheilung

WICHTIG

Gemeinsames Abwägen

Ärzte und Betroffene – bei Kindern auch deren Eltern – sollten sich in aller Ruhe über die Gründe unterhalten, die für und gegen eine medikamentöse Behandlung sprechen. Worin besteht die Gefahr einer Nichtbehandlung bzw. wie hoch ist die Wahrscheinlichkeit weiterer Anfälle und einer dadurch möglichen Schädigung? Wie wirksam ist eine in Betracht gezogene Behandlung und welche Nebenwirkungen sind möglich? Erst wenn alle Beteiligten vom Sinn überzeugt sind, kann eine medikamentöse Behandlung erfolgversprechend durchgeführt werden. Das erforderliche sorgfältige Abwägen von Nutzen und Risiken kann auch bildlich verdeutlicht werden.

Für Medikamente:

- Keine Anfälle mehr oder zumindest weniger wahrscheinlich
- Gefahren und Nachteile durch weitere Anfälle entfallen oder nehmen ab
- gefährliche Anfälle

Gegen Medikamente:

- Nebenwirkungen: z. B. Müdigkeit, Wechselwirkungen
- Möglichkeit der Anfallsfreiheit auch ohne Medikamente
- harmlose Anfälle

kommt. Leider ist dies bei den meisten Epilepsien, aber auch bei Krankheiten wie Diabetes mellitus oder erhöhtem Blutdruck, anders. Viele Menschen haben eine grundlegende Abneigung gegen eine länger dauernde Einnahme von Medikamenten, weil sie zum Beispiel befürchten, dass Organe wie Leber oder Niere dadurch geschädigt werden. Erfreulicherweise sind die meisten der heute zur Verfügung stehenden Medikamente insgesamt sehr gut verträglich.

Das Ziel einer medikamentösen Behandlung

Das Ziel einer medikamentösen Behandlung besteht darin, durch andere Maßnahmen nicht besser beherrschbare und schädliche oder sogar gefährliche epileptische Anfälle kontrollieren zu können, ohne dass es durch die Medikamente zu einer nennenswerten Beeinträchtigung der Betroffenen kommt. Niemandem ist damit gedient, wenn er zwar anfallsfrei ist, aber mit schweren Nebenwirkungen wie ausgeprägter Müdigkeit oder Doppelbildern keiner normalen Tätigkeit mehr nachgehen kann. Ein unüberlegt rasches Einleiten und Durchführen einer medikamentösen Behandlung durch manche Ärzte ist ebenso falsch wie ein unüberlegtes grundsätzliches Ablehnen durch manche Patienten.

Die Wahl des richtigen Medikaments

Wenn sich Betroffene (gegebenenfalls mit ihren Eltern) und dem Arzt gemeinsam zu einer Behandlung entschlossen haben, wird der Arzt aus den zur Verfügung stehenden Medikamenten dasjenige auswählen, von dem bekannt ist, dass es bei der jeweiligen Anfalls- und Epilepsieform am besten wirkt und auch gut vertragen wird. Oft spielen bei dieser Auswahl auch noch andere Fragen wie etwa das Alter oder das Geschlecht des Betroffenen sowie die Ursache der Epilepsie eine Rolle. So gelten etwa für Frauen im gebärfähigen Alter oder in der Schwangerschaft für manche Wirkstoffe besondere Bestimmungen. Im Wesentlichen richtet sich die Auswahl des Medikaments aber nach der Art der Anfälle, wobei alle generalisierten Anfälle und alle fokalen Anfälle mehr oder weniger gleich behandelt werden. Sehr wichtig für die Medikamentenauswahl sind auch bestehende Begleiterkrankungen und bereits eingenommene andere Medikamente, die sich natürlich mit denjenigen gegen die Epilepsie vertragen müssen.

Jedes Medikament sollte »ausdosiert« werden!

Eine zu wenig beachtete Grundregel der medikamentösen Behandlung lautet, dass jedes Medikament sorgfältig »ausdosiert« werden sollte, bevor wegen nachgewiesenermaßen nicht ausreichender Wirkung auf ein anderes umgestellt oder ein zweites hinzugegeben wird. Es kommt immer noch zu oft vor, dass schon bei niedrigen oder mittleren Dosen eines zunächst ausgewählten Mittels, die ohne oder ohne nennenswerte Nebenwirkungen vertragen werden, eine viel zu rasche Umstellung auf andere Mittel erfolgt. Dies ist jedoch aus mehreren Gründen ungünstig, denn es entsteht leicht der falsche Eindruck, dieses Mittel sei nicht ausreichend wirksam. Nach einigen weiteren Versuchen kann es dann auch geschehen, dass alle sinnvollen Medikamente »durchprobiert« wurden und entweder zu Kombinationen geraten wird oder vorschnell eine Therapieresistenz gegenüber Medikamenten angenommen wird.

wichtig

Antiepileptika sollten bei Verträglichkeit ausdosiert werden, bevor eine Umstellung auf ein anderes Medikament erfolgt. Die Dosis eines Medikamentes sollte bei gegebener Verträglichkeit und weiter bestehenden Anfällen in angemessenen Schritten so lange erhöht werden, bis entweder eine Anfallsfreiheit erreicht wird oder störende Nebenwirkungen auftreten.

Mono- und Kombinationstherapie

Eine Monotherapie ist die Behandlung einer Krankheit oder Störung mit nur einem Medikament, eine Kombinationstherapie die Behandlung mit mehreren Medikamenten. Kombinationstherapien können Zweifach-, Dreifach- oder sogar noch darüber hinausgehende Mehrfachkombinationen sein. Es gibt zwar Epilepsien, die mit einem Medikament alleine nicht erfolgreich behandelt werden können, diese sind aber die Ausnahme und nicht die Regel.

Unter der Behandlung sollten regelmäßige Kontrolluntersuchungen erfolgen. Wie oft außer dem Hausarzt ein Facharzt oder sogar eine Anfallsambulanz einer Spezialklinik aufgesucht werden sollte, hängt von den Besonderheiten jeder einzelnen Epilepsie ab.

Die unbeliebten Medikamente

Viele Menschen haben eine generelle Abneigung gegen die dauerhafte Einnahme von Medikamenten. Zumindest anfangs sind sie zudem nicht sicher, ob die ärztliche Feststellung einer Epilepsie bei ihnen auch tatsächlich zutrifft. Sie »testen« dann diese Diagnose, indem sie die Dosierung der Medikamente verringern oder diese ganz weglassen. Wenn es dann – was häufig der Fall ist – nicht sofort zu weiteren Anfällen kommt, fühlen sich viele Betroffene in ihrem Vorgehen bestätigt.

▼ Medikamente sollten regelmäßig eingenommen werden. Absetzversuche sollten immer mit dem Arzt besprochen werden.

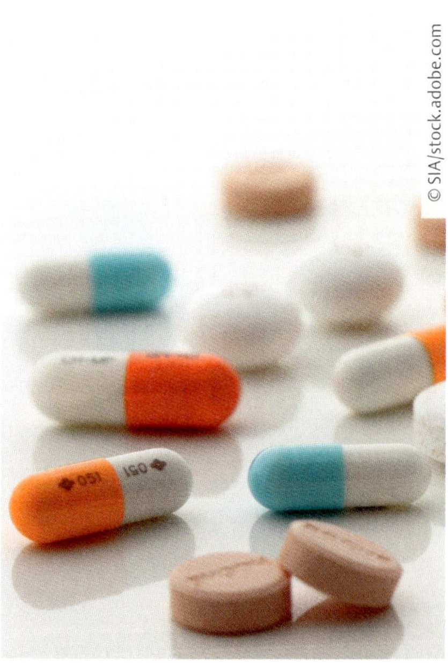

© SIA/stock.adobe.com

Allerdings gibt es auch andere Gründe dafür, Medikamente unregelmäßig oder gar nicht einzunehmen. In höherem Alter beispielsweise kann dies die Folge von Begleiterkrankungen wie Sehstörungen, Vergesslichkeit oder körperlicher Behinderung mit eingeschränkter Beweglichkeit sein. Und auch soziale Faktoren wie ein Alleinleben oder Heimaufenthalt kommen als mögliche Gründe in Frage.

Was kann man tun, wenn man die Medikamente einmal vergessen hat?

In der Regel ist es keine Katastrophe, wenn die Medikamente einmal vergessen wurden. Viele haben ausreichend lange Halbwertszeiten, sodass sie auch noch einige Stunden länger eine Schutzwirkung haben. In der Regel sollten vergessene Dosen jedoch unbedingt nachträglich eingenommen werden. Wird das Vergessen erst bei der nächsten fälligen Einnahme bemerkt, kann es sinnvoll sein, nicht auf einmal eine doppelte Dosis zu nehmen, sondern sie auf zwei Einnahmezeitpunkte zu verteilen. Am besten besprechen Sie die für die jeweilige Medikation angebrachte Vorgehensweise vorsorglich mit Ihrem Arzt. Sinnvolle Maßnahmen zur Erhöhung der Einnahmezuverlässigkeit sind in der folgenden Tabelle zusammengestellt.

TIPP

Methoden zur Verbesserung der Einnahmezuverlässigkeit von Medikamenten

- Verständliche und genügend ausführliche Informierung der Betroffenen und evtl. ihrer Angehörigen über ihre Epilepsie sowie die damit verbundenen Risiken und Behandlungsmöglichkeiten
- Informierung der Betroffenen und bei Bedarf ihrer Angehörigen über die einzelnen Medikamente sowie ihre Vor- und Nachteile
- Regelmäßige Gelegenheit für die Betroffenen und ihre Angehörigen, Fragen zu den einzelnen Medikamenten zu stellen
- Angebot von Telefonkontakten bei Besonderheiten
- Verordnung von möglichst wenigen Medikamenten mit möglichst einfacher Einnahme (nur 1- bis 2-mal am Tag, keine geteilten Tabletten usw.)
- Abgabe von schriftlichem Informationsmaterial und einer tabellarischen Zusammenstellung der verordneten Medikamente mit Einnahmezeitpunkten und Besonderheiten (vor, während oder nach der Mahlzeit, mit oder ohne Flüssigkeit, sofern erforderlich)
- Vereinbarungen zum Vorgehen, wenn eine Dosis vergessen wurde (innerhalb welcher Zeit nachholen?)
- Erfragen und evtl. Erproben von Methoden, um das Vergessen von Einnahmen zu verhindern (einschließlich Platzieren der Medikamente auf dem Frühstücks- und Nachttisch)
- Führen eines Anfallskalenders sowie Verwendung von Tages- oder Wochenbehältern für die Medikamente (Dispenser)
- Benutzen von Smartphones mit einstellbaren Alarm- oder Erinnerungsfunktionen

Das Wichtigste über Medikamente gegen Anfälle

Antiepileptika

Wenn man es genau nimmt, dürften als Antiepileptika nur solche Medikamente bezeichnet werden, die eine Epilepsie ursächlich behandeln oder heilen können. Dies ist aber mit sämtlichen bislang zur Verfügung stehen-

WISSEN

Antiepileptika stellen die wichtigste Möglichkeit zur Behandlung von Epilepsien dar.

den Mitteln nicht möglich, weil diese letztlich nur die epileptischen Anfälle als wichtigstes Symptom einer Epilepsie unterdrücken und die Epilepsie selbst nicht oder nicht nennenswert beeinflussen. Dies wird unter anderem auch daran deutlich, dass viele Menschen mit Epilepsie bei einem Weglassen der Medikamente wieder Anfälle bekommen, auch wenn sie vorher einige Zeit anfallsfrei waren.

Antiepileptika sind mit Abstand die wichtigste Möglichkeit einer Behandlung von Epilepsien. Manchmal ist – meist zusätzlich – auch mit nichtmedikamentösen oder sogenannten »alternativen« Methoden eine erfolgreiche Behandlung möglich, und bei einem kleinen Teil der Betroffenen kommt eine Operation am Gehirn in Frage.

So werden Antiepileptika angewendet

Jedes Medikament hat seine Vor- und Nachteile beziehungsweise Stärken und Schwächen. Es gibt kein ideales Antiepileptikum zur Behandlung aller Epilepsien, und ein Mittel, das für viele Menschen sehr gut sein kann, kann bei anderen unwirksam sein oder schwere Nebenwirkungen haben. Zahlreiche in den letzten beiden Jahrzehnten zugelassene »neue« Antiepileptika haben die medikamentösen Behandlungsmöglichkeiten der Epilepsien zum Teil erheblich erweitert und verbessert. Das bedeutet aber nicht, dass die »alten« oder besser »bewährten« Mittel ihren Wert verloren haben.

Sowohl von den bewährten als auch von den neuen Antiepileptika wirkt ein Großteil nur bei fokalen oder fokal eingeleiteten generalisierten tonisch-klonischen (»Grand-mal«-) Anfällen, während einige auch bei allen oder zumindest fast allen generalisierten Anfallsformen wirksam sind und insofern als »Breitspektrum«-Antiepileptika bezeichnet werden können. Die Auswahl des geeigneten Medikaments ist eine der wichtigsten ärztlichen Aufgaben.

Wichtige Hinweise zur Dosierung von Antiepileptika

Fast alle Antiepileptika sollten zu Beginn einer Behandlung langsam ein- und aufdosiert werden; besonders wichtig ist dies bei Primidon, Lamotrigin (speziell in Kombination mit Valproinsäure) und Topiramat. Auch bei den anderen Medikamenten ist ein langsames Vorgehen aber fast immer vorteilhaft. Unter Umständen kann es günstig sein, sich von seinem Arzt eine übersichtliche Tabelle mit den Namen und Dosierungen der Medikamente sowie ihrer Einnahmezeitpunkte geben zu lassen.

Die Einnahme zusammen mit anderen Medikamenten

Bei einer gleichzeitigen Einnahme von mehreren Medikamenten (sowohl mehreren Medikamenten zur Behandlung der Epilepsie als auch anderen Medikamenten) kann es zu einer gegenseitigen Verstärkung oder auch Abschwächung von Wirkungen und Nebenwirkungen kommen. Solche medikamentösen Wechselwirkungen (»Interaktionen«) können einerseits mit Überdosierungserscheinungen einhergehen, andererseits auch mit einem eher noch gefährlicheren Wirkungsverlust. In Zweifelsfällen hilft bei einem entsprechenden Verdacht eine Bestimmung des Blutspiegels der Medikamente.

Das Absetzen von Antiepileptika

Ein Absetzen von Antiepileptika darf nur in Notfällen wie bei schweren Allergien – und auch dann nur mit einem Begleitschutz durch andere Medikamente – rasch erfolgen. Ansonsten droht die Gefahr schwerer Komplikationen bis hin zum unter Umständen lebensgefährlichen Status epilepticus.

Die wichtigsten Nebenwirkungen von Medikamenten gegen Anfälle

Nebenwirkungen sind unbeabsichtigte und meist auch unerwünschte Wirkungen. Fast alle Medikamente entfalten ihre Wirkung auch an Stellen im Körper, wo keine Störung oder Krankheit vorliegt. So verteilen sich Antiepileptika nicht nur im Gehirn, sondern auch in allen anderen Organen und Geweben. Neben den erwünschten Wirkungen am Gehirn können sie im ganzen Körper auch zu unerwünschten Veränderungen und Reaktionen führen: im Magen-Darm-Kanal beispielsweise als Durchfall, auf der Haut als Ausschlag, als Störung der Leberfunktion oder der Blutbildung. Derartige Nebenwirkungen werden auch als Störwirkungen bezeichnet. Gelegentlich können Nebenwirkungen auch einmal erwünscht sein; z. B. bei Veränderung von Appetit und Gewicht bei bestehendem Über- oder Untergewicht.

Nebenwirkungen und die Dosis

Oft wird zwischen dosisabhängigen oder vorhersehbaren und nicht dosisabhängigen oder unvorhersehbaren Nebenwirkungen unterschieden. Während erstere sich meist erst bei höheren Dosen zeigen und nach einer Verminderung zurückbilden, treten letztere oft auch schon bei geringen Dosen auf und bilden sich nur zurück, wenn das Medikament völlig abgesetzt wird. Beispiele für dosisabhängige Nebenwirkungen sind Schwindel, Müdigkeit, Doppelbilder oder Gangunsicherheit. Beispiele für unvorhersehbare Nebenwirkungen sind allergische Hautausschläge, Schädigungen des Knochenmarks und der Blutbildung, der Leber oder der Niere. In den letzten Jahren hat sich gezeigt, dass auch manche unvorhersehbare Nebenwirkungen zumindest teilweise dosisabhängig sind und bei langsamem Aufdosieren seltener vorkommen.

Möglichkeiten der Epilepsiechirurgie

Unter Epilepsiechirurgie versteht man Operationen am Gehirn mit dem Ziel, epileptische Anfälle möglichst vollständig unter Kontrolle zu bringen. Dies gilt unabhängig davon, ob das für die Anfallsentstehung verantwortliche Gehirngewebe vor der Operation krankhafte Veränderungen wie beispielsweise einen Tumor oder eine Missbildung zeigt oder nicht. Epilepsiechirurgie hat zum Ziel, die für die Entstehung von epileptischen Anfällen verantwortlichen Zellen des Gehirns zu entfernen, oder – sofern dies nicht möglich ist – die Ausbreitungswege epileptischer Aktivität der Nervenzellen zu unterbrechen oder abzuschwächen.

Für wen kommt die Epilepsiechirurgie infrage?

Die Therapie mit Medikamenten ist allein nicht ausreichend wirksam

Eine Epilepsiechirurgie kommt nur bei einer Epilepsie in Frage, die sich allein mit Medikamenten nicht erfolgreich behandeln lässt. Dazu ist eine Behandlung mit mindestens zwei nacheinander eingesetzten Mitteln erster Wahl erforderlich. Wenn keine befriedigende Anfallskontrolle zu erreichen ist und weiterhin auftretende Anfälle oder Nebenwirkungen der Medikamente zu einer deutlichen Beeinträchtigung der Lebensqualität führen, spricht man von einer Pharmakoresistenz (wobei man hinzufügen sollte, für welche Medikamente dies gilt). Leider ist eine Epilepsiechirurgie nur bei einem kleineren Teil der zahlreichen Epilepsieformen möglich, bei denen eine Pharmakoresistenz beobachtet wird. Dennoch werden wahrscheinlich immer noch viele Betroffene, für die eine Operation infrage käme, zu spät über diese Möglichkeit informiert.

Alle Anfälle gehen von einer Stelle aus

Vorbedingung für eine heilende (»kurative«) oder ursächliche (»kausale«) Operation mit dem Ziel einer weitgehenden Anfallsfreiheit ist, dass alle Anfälle von einem möglichst kleinen

> **WISSEN**
>
> Das Ziel der Epilepsiechirurgie ist, die Ausbreitung epileptischer Aktivität der Nervenzellen zu unterbrechen oder zumindest abzuschwächen.

WICHTIG

Die Entscheidung für oder gegen eine Operation ist immer individuell. Ob eine Epilepsiechirurgie in Frage kommt, hängt von den Besonderheiten jedes einzelnen betroffenen Menschen ab. So kommt eine Epilepsiechirurgie etwa in sehr hohem Lebensalter oder bei schwerwiegenden Begleitkrankheiten wie Krebs in der Regel nicht in Betracht. Manche Menschen haben auch große Angst vor einer derartigen Operation, weshalb sie einige Monate oder Jahre benötigen, bevor sie sie ernsthaft in Erwägung ziehen.
Vor und nach einer Operation muss ein spezialisiertes Team zur Verfügung stehen. Die Betroffenen benötigen stets eine umfassende Betreuung nicht nur durch Ärzte, sondern durch ein interdisziplinäres Team, dem u. a. auch Psychologen und Sozialarbeiter angehören.

und gleichbleibenden Abschnitt des Gehirns ausgehen und dass dieser Teil entfernt werden kann, ohne dass es nach der Operation zu schweren Störungen etwa der Sprache, des Gedächtnisses oder der Bewegungsfähigkeit kommt. Bei lindernden, aber nicht heilenden (»palliativen«) Eingriffen wird von vornherein auch von der Epilepsiechirurgie nur eine mehr oder weniger deutliche Besserung erwartet.

▼ Epilepsiechirurgie kommt nur in Frage, wenn Medikamente alleine nicht zum Erfolg geführt haben.

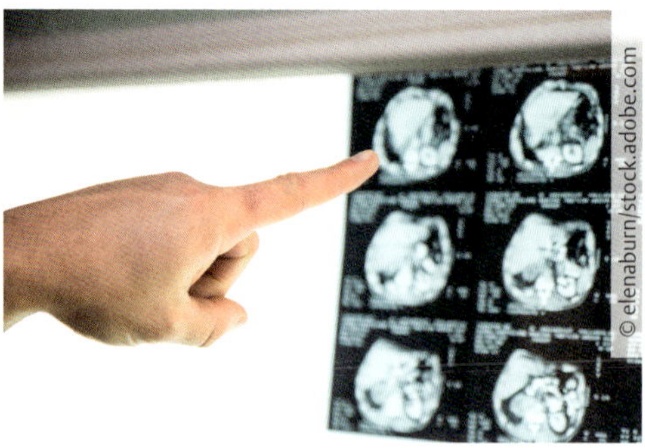

Bei multifokalen Epilepsien mit Ausgang von mehreren Orten im Gehirn und bei generalisierten Anfällen ohne nachweisbaren herdförmigen Beginn besteht meist keine operative Behandlungsmöglichkeit.

Möglichst früh operieren!

Nachdem man lange Zeit praktisch nur bei Erwachsenen epilepsiechirurgische Eingriffe durchgeführt hat, werden zunehmend immer jüngere Kinder operiert. Ein Grund dafür besteht darin, dass eine Anfallsfreiheit für ein Kind im Hinblick auf den Verlauf seines weiteren Lebens von viel weitreichenderer und entscheidenderer Bedeutung ist als bei älteren Menschen. Viele Erwachsene haben beispielsweise wegen ihrer Epilepsie keine Berufsausbildung gemacht oder sind beispielsweise schon seit vielen Jahren frühberentet.

Erforderliche Untersuchungen

Nach Sicherung der Diagnose und Nachweis der Pharmakoresistenz erfolgt die Ableitung mindestens eines typischen Anfalls mit gleichzeitiger Aufzeichnung sowohl im Oberflächen-EEG als auch Video im Rahmen eines stationären Aufenthalts in einer entsprechenden Spezialklinik. Bei Bedarf erfolgt dazu vorübergehend eine Verminderung oder sogar ein Absetzen von Antiepileptika. Bei einem Teil der Patienten muss wegen nicht eindeutiger Befunde noch ein weiteres, invasives Monitoring mit EEG-Ableitungen direkt von der Oberfläche des Gehirns oder auch aus tiefer liegenden Gehirnabschnitten durchgeführt werden.

Chancen der Behandlung

Die Chance einer vollständigen Anfallsfreiheit schwankt je nach Methode und Auswahlkriterien der Patienten zwischen allenfalls 5 % (Vagusnervstimulation) und bis zu über 70 % (selektive Amygdalahippokampektomie). Allerdings müssen viele Betroffene auch nach einer erfolgreichen Operation zumindest einige Jahre lang weiterhin Antiepileptika einnehmen. Wie alle Operationen sind auch epilepsiechirurgische Eingriffe mit Risiken behaftet; schwerwiegende Komplikationen sind, ebenso wie Verschlechterungen durch eine Operation, erfreulicherweise sehr selten.

Nichtmedikamentöse und »komplementäre« Behandlungsmethoden

Bei fast allen Menschen mit Epilepsie sind Medikamente die Grundlage einer erfolgreichen Behandlung. Nur wenige Betroffene kommen für eine epilepsiechirurgische Behandlung in Frage und noch weniger für eine alleinige Anwendung sonstiger Behandlungsverfahren. Neben der im Folgenden etwas ausführlicher besprochenen Selbstkontrolle, dem Biofeedback und der ketogenen Diät gibt es noch zahlreiche andere Methoden, die bei Epilepsien zumindest versuchsweise eingesetzt werden. Diese als komplementäre oder besser begleitende bzw. ergänzende Verfahren zu benennen bringt dabei gut zum Ausdruck, dass die Gemeinsamkeit dieser Ansätze darin besteht,

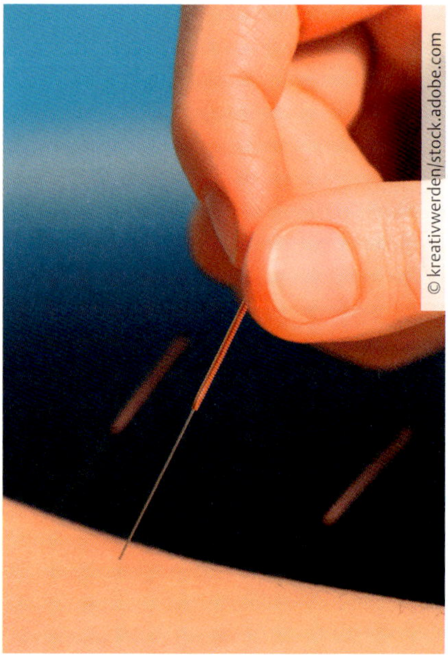

▲ Akupunktur kann einen günstigen Einfluss auf die Begleitumstände epileptischer Anfälle haben.

dass sie in der Regel ergänzend zur weiterhin durchgeführten medikamentösen Behandlung erfolgen. Die Bezeichnung als alternative oder Ersatzbehandlung verführt oft irrtümlich zur Annahme, dass diese Methoden die Medikamente überflüssig machen könnten, was nur ausnahmsweise der Fall ist.

wichtig

»Alternative« Behandlungsmethoden sollten immer ergänzend zur weiterhin durchgeführten medikamentösen Behandlung erfolgen.

Viele Betroffene und ihre Angehörigen setzen große Hoffnungen in diese Methoden. Dem steht die Tatsache gegenüber, dass es bislang mit Ausnahme der ketogenen Diät für keine der in der Tabelle genannten Behandlungsmethoden einen Wirksamkeitsnachweis gibt, wie er für Medikamente oder auch chirurgische Behandlungsverfahren selbstverständlich ist. Einige Studien haben sogar gezeigt, dass etwa die Akupunktur nur einen günstigen Einfluss auf begleitende Umstände hat, nicht aber auf die epileptischen Anfälle selbst. Dennoch ist unstrittig, dass eine begleitende Behandlung mit diesen Methoden manchen Menschen mit Epilepsie helfen kann. Die Hilfe besteht dabei jedoch in erster Linie in einer Stärkung der Selbstsicherheit im Umgang mit der Epilepsie und nicht in einem Rückgang der Anfallshäufigkeit.

wichtig

Für all diese Methoden gilt auch, dass ihre Anwendung immer mit dem behandelnden Arzt besprochen werden sollte.

Selbstkontrolle bei Epilepsie

Häufig können Betroffene Besonderheiten herausfinden, die ihren Anfällen vorausgehen, und diese dann zur Selbstkontrolle einsetzen, was die Behandlung durchaus verbessern kann. Leider werden solche Ansätze bislang zu wenig beachtet. Obwohl man betonen muss, dass mit der Selbstkontrolle

Einige komplementäre Behandlungsmethoden bei Epilepsie.

Bezeichnung	Beschreibung
Akupressur	Nadeldruckbehandlung; aus der Akupunktur entwickelte Behandlungsform, bei der statt Nadeln Druck angewandt wird
Akupunktur	Nadelstichbehandlung; Methode der traditionellen chinesischen Medizin; Nadelstiche in bestimmte Hautpunkte
Aromatherapie	Behandlung mit Duftstoffen, in der Regel aus Wurzeln, Blättern oder Blüten von Pflanzen
Bach-Blüten-Therapie	nach dem englischen Arzt Bach (1886–1936) benanntes Behandlungssystem mit 38 Blüten von Blumen und Bäumen
Biomagnetismus	Behandlung aufgrund magnetischer Erscheinungen im und Einflüsse auf den Körper, z. B. sogenannter Bioresonanz
Enzymtherapie	Behandlung mit Enzymen
Handauflegen	Behandlung mit angeblich vom Körper des Behandlers ausströmender, ihrem Wesen nach ungeklärter Kraft
Homöopathie	Behandlungsmethode mit extrem verdünnten Arzneimitteln, die beim Gesunden in höherer Dosierung ähnliche Krankheitszeichen bewirken wie beim Kranken (»Gleiches wird durch Gleiches geheilt«)
Hypnose	Behandlungsmethode, bei der man in einen traumartigen Zustand (»Trance«) versetzt wird
Kinesiologie	Methode, bei der Störungen und Stressfaktoren durch Muskeltests u. a. dem Bewegungsapparat, Energiehaushalt oder der Psyche zugeordnet und behandelt werden
Neuraltherapie	Behandlungsmethode mit Einspritzen geringer Mengen von Lokalanästhetika (Betäubungsmitteln) in sogenannte Störfelder unter der Vorstellung einer »Entblockung« als Voraussetzung einer natürlichen Heilung
Osteopathie	Behandlungskonzept, wonach der Körper selbst zur Kontrolle von Krankheiten und Störungen in der Lage ist, solange normale strukturelle Beziehungen, Umwelt- und Ernährungseinflüsse vorliegen
Phytotherapie	Behandlungsmethode mit Anwendung pflanzlicher Heilmittel
Yoga	Behandlungsmethode, die durch geistige und körperliche Konzentration »höhere« Bewusstseinszustände anstrebt

von epileptischen Anfällen bisher rein zahlenmäßig keine nennenswerten Erfahrungen vorliegen, gibt es viele Hinweise auf positive Effekte. Selbstkontrolle bei Epilepsie bedeutet:

- die Entstehungsbedingungen der eigenen Anfälle kennen zu lernen,
- das eigene Anfallsrisiko einschätzen zu können,
- Verhaltensweisen zu entwickeln, um mit dem bestehenden Anfallsrisiko angstfrei und selbstsicher umgehen und Anfälle vermeiden zu können,
- Warnzeichen für einen Anfall (Vorzeichen/Aura, siehe S. 41) kennen und spüren zu lernen und
- selbst den Versuch zu unternehmen, den beginnenden Anfall abzuwehren.

Biofeedback

Biofeedback heißt biologische Rückmeldung oder »Bio-Rückkopplung«. Viele der körperlichen Abläufe wie etwa das Atmen oder der Herzschlag laufen zwar dauernd, aber unbewusst ab, ohne dass man Einzelheiten weiß oder ohne Weiteres wahrnehmen kann. Biofeedback ist eine technische Methode zur Wahrnehmung und Kontrolle üblicherweise unbewusst ablaufender Körperfunktionen mit elektronischen Hilfsmitteln. Bezogen auf Epilepsien – dann wird auch von Neurofeedback gesprochen - wird dabei beispielsweise mit einer Rückmeldung von EEG-Signalen durch Töne versucht, das EEG in einer Weise zu verändern, von der man annimmt, dass sie gegen epileptische Anfälle wirksam ist.

Ketogene Diät

Ketogen heißt zu Ketonkörpern führend, und Ketonkörper sind saure Abbauprodukte von Fetten wie beispielsweise Aceton. Eine ketogene Diät hat einen extrem hohen Anteil an Fetten.

> **WISSEN**
>
> Die ketogene Diät kann besonders bei jüngeren Kindern Besserung bewirken, setzt aber eine sehr hohe Disziplin voraus.

Zu Beginn ist ein mehrtägiges Fasten erforderlich, und zur Einleitung eines Behandlungsversuches ist meist schon deswegen eine kurze stationäre Aufnahme erforderlich. Bislang wurde diese Diät ganz überwiegend bei Kindern mit sonst nicht beeinflussbarer Epilepsie eingesetzt, und in den letzten Jahren wurden verschiedene Modifikationen inklusive der sogenannten Atkins-Diät erprobt. Es kommt bei etwa einem Drittel zu einer deutlichen Besserung und gelegentlich sogar zu

Anfallsfreiheit, darüber hinaus vereinzelt zur Besserung des Wachheitsgrades und des Verhaltens. Je nach Verlauf können Antiepileptika teilweise oder ganz abgesetzt werden. Bei einem guten Ansprechen wird die Diät in der Regel zunächst zwei Jahre durchgeführt, wonach schrittweise wieder auf eine normale Ernährung übergegangen wird. Dennoch hält die Wirkung offenbar zumindest bei einem Teil der Kinder an.

Die besten Erfolgsaussichten scheinen bei einer Behandlung in den ersten zehn Lebensjahren zu bestehen. Voraussetzung für die Wirkung ist, dass sie mit genauem Berechnen und Abwiegen der erlaubten Nahrungsanteile und einer sehr hohen Disziplin eingehalten wird. Nachteilig sind unter anderem die fehlende Akzeptanz bei manchen Kindern, weil auf Kohlenhydrate (Eis, Chips etc.) verzichtet werden muss und auch der hohe Fettanteil mit den damit verbundenen Risiken.

Leben mit Epilepsie

Betroffene sollten trotz ihrer Epilepsie ein möglichst normales Leben führen.

Zum Leben mit Epilepsie gehören Bereiche wie Sexualität, Kinderwunsch, Schule, Beruf, Urlaubsreisen, Alkohol, Freizeit und Fahrtauglichkeit, und all diese Bereiche, die auch die Lebensqualität mit bedingen, werden im Folgenden ausführlich angesprochen.

Sexualität

Sexualität ist für alle Menschen – mit und ohne Epilepsie – ein wichtiger Bereich ihres Lebens. Jeder Mensch erlebt Sexualität auf seine ihm eigene Art und Weise, obwohl viele Faktoren wie Alter, Geschlecht, sexuelle Orientierung, kultureller Hintergrund, Lebenserfahrungen und auch Krankheiten wie eine Epilepsie eine Rolle spielen.

Kann eine Epilepsie Einfluss auf die Sexualität haben?

Viele Menschen mit Epilepsie klagen über sexuelle Probleme. Die Ursache kann in der Epilepsie selbst (einschließlich der damit verbundenen psychischen Probleme), den Medikamenten zur Behandlung epileptischer Anfälle (Antiepileptika) oder in Reaktionen der Partner oder anderer Menschen auf die Epilepsie liegen. Es ist auch schon lange bekannt, dass Menschen mit einer Epilepsie seltener heiraten und Kinder kriegen.

Ob eine Epilepsie Auswirkungen auf die Sexualität hat oder nicht, hängt nicht zuletzt auch davon ab, um welche Form einer Epilepsie es sich handelt und wie sie verläuft. Die meisten Menschen mit einer gut eingestellten Epilepsie haben ein normales, ausgefülltes Sexualleben. Dabei ist es wichtig, einen verständnisvollen und unterstützenden Partner zu haben, der sowohl gefühlsmäßige Wärme und Geborgenheit als auch sexuelle Intimität vermittelt. Sexualität kann körperlichen und psychischen Stress abbauen und bei Menschen mit einer Epilepsie über eine verbesserte Entspannung zu einer Abnahme der Anfallshäufigkeit führen. Umgekehrt können Angst und Stress auch im Bereich der Sexualität Anfallsauslöser sein.

Kann Geschlechtsverkehr epileptische Anfälle auslösen und wann sollte man den Partner über seine Epilepsie informieren?

Nur in extrem seltenen Einzelfällen wurde beobachtet, dass epileptische Anfälle durch Geschlechtsverkehr ausgelöst werden. Obwohl dies also in aller Regel nicht zu befürchten ist, kann es dennoch sinnvoll sein, Intimpartner darüber zu informieren, was sie bei einem eventuellen Anfall tun sollten. Meist fürchten sich Menschen vor etwas Unbekanntem mehr als vor etwas Bekanntem, auch wenn dies auf den ersten Blick unangenehm sein könnte. Dennoch muss man natürlich nicht jedem möglichen Partner als erstes sagen, dass man eine Epilepsie hat. Wenn sich eine Beziehung aber verfestigt, wird es Zeit, auch in dieser Hinsicht offen und ehrlich zu sein.

Kann eine Epilepsie das sexuelle Verlangen verringern?

Eine der häufigsten sexuellen Auswirkungen einer Epilepsie besteht in der Abnahme des sexuellen Verlangens. Das Ausmaß hängt jedoch wiederum sehr von der Art der Epilepsie ab, und für Frauen mit Epilepsie gibt es diesbezüglich keine detaillierten Untersuchungen. Im Allgemeinen haben diejenigen Menschen mit einer Epilepsie häufiger sexuelle Probleme, bei denen die Erkrankung schon vor der Pubertät begonnen hat. Dies könnte zwar auch etwas mit der Schwere ihrer Epilepsie zu tun haben, eine andere Erklärungsmöglichkeit besteht aber darin, dass diese Menschen schon in der für die Entwicklung ihrer Sexualität entscheidenden Phase ihres Lebens mehr Probleme im Umgang mit Altersgleichen hatten als andere. Dies führt dann häufig zu einem verminderten Selbstvertrauen und auch ganz allgemein zu einer Abnahme der Zufriedenheit.

▼ Eine Epilepsie kann mit einem verminderten sexuellen Verlangen einhergehen.

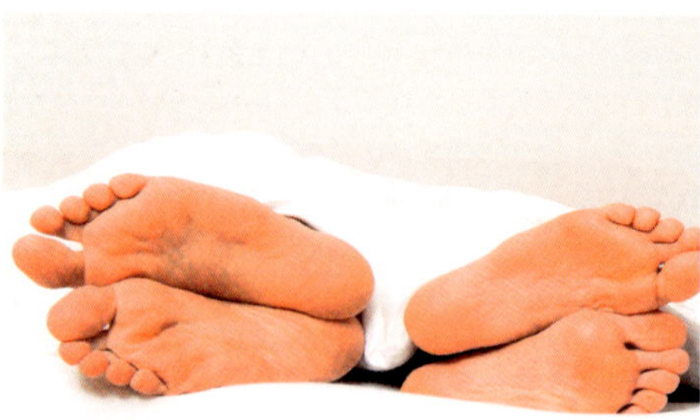

Haben die Antiepileptika Auswirkungen auf die Sexualität?

Einige Medikamente zur Behandlung epileptischer Anfälle (Antiepileptika) können als Nebenwirkung zu einer Abnahme der Sexualität führen, wobei sowohl das Verlangen als auch die Erregungsfähigkeit und der Orgasmus betroffen sein können. Manche dieser Medikamente können darüber hinaus, z.B. über eine vermehrte Müdigkeit, zu Problemen bei abendlichen Verabredungen oder Aktivitäten führen. Zusätzlich können einige Medikamente Nebenwirkungen wie eine deutliche Gewichtszunahme haben oder – bei Frauen – zu Menstruationsstörungen führen.

Was kann bei entsprechenden Nebenwirkungen getan werden?

In jedem Fall sollte ein Absetzen der Medikamente wegen beeinträchtigender Nebenwirkungen nur in Absprache mit dem behandelnden Arzt erfolgen. Gerade durch die Einführung neuer Antiepileptika mit teilweise deutlich weniger Nebenwirkungen haben sich in den letzten Jahren auch vermehrte Möglichkeiten einer Umstellung auf andere Wirkstoffe bzw. Präparate ergeben.

wichtig

Medikamente sollten nur in Absprache mit dem Arzt abgesetzt werden.

Wo findet man Hilfe bei Problemen mit der Sexualität?

Das Wichtigste bei sexuellen Problemen ist, darüber zu sprechen. Das hört sich für viele Menschen einfacher an, als es ist. Sie haben manchmal schon Mühe, über ihre Epilepsie zu sprechen. Zumindest bei den meisten Ärzten – egal ob Hausarzt, Neurologe oder Gynäkologe – sollte man heute aber eine Gesprächsbereitschaft vorfinden. Oft ist über Dosisänderungen oder auch eine Umstellung der Medikation eine völlige Abhilfe oder zumindest teilweise Besserung möglich.

Hat die Periode Einfluss auf die Anfälle?

Manchen Frauen mit Epilepsie fällt auf, dass die Häufigkeit ihrer Anfälle mit ihrer Periode zusammenhängt. Meist gilt dies für einige Tage vor Eintritt der Regelblutung und die ersten Tage der Periode selbst. Man weiß bis heute nicht ganz genau, woran dies liegt; neben Einflüssen der weiblichen Geschlechtshormone werden Flüssigkeitsverschiebungen im Körper verantwortlich gemacht. Wenn mindestens 75 % aller Anfälle einer Frau im Zeitraum von vier Tagen vor Beginn der Periodenblutung bis zehn Tage danach auftreten, spricht man von einer sogenannten katamenialen Epilepsie.

Hat die Antibabypille einen Einfluss auf die Anfälle?

Die Antibabypille hat bei Frauen mit einer Epilepsie keinen Einfluss auf Häufigkeit und Schwere epileptischer Anfälle. Von daher besteht keinerlei Grund zur Sorge. Allerdings führt die Einnahme östrogenhaltiger Antibabypillen zu einem Abfall des Wirkspiegels (und damit eventuell auch einem Nachlassen der Wirkung) von dem neuen Antiepileptikum Lamotrigin (Handelsname z. B. Lamictal).

Haben die Antiepileptika Einfluss auf die Antibabypille?

Die meisten Antibabypillen sind sogenannte Minipillen mit einer Kombination niedriger Dosen der weiblichen Geschlechtshormone Östrogen und Gestagen. Dies kann für Frauen mit einer Epilepsie bei Einnahme mancher Antiepileptika zum Problem werden, weil die Minipillen dann nicht mehr sicher wirken.

Mögliche Vorgehensweisen bei einem Wirkungsverlust der Minipillen bestehen im Wechsel zu einer Pille mit anderer Zusammensetzung oder zu anderen Verhütungsmethoden wie beispielsweise hormonhaltigen Spiralen.

wichtig

Frauen mit Epilepsie sollten vor der Einnahme der Pille ihren Frauenarzt konsultieren und über die Medikation sprechen.

Kinderwunsch

Lange Zeit wurde Menschen mit einer Epilepsie aufgrund überholter Vorurteile und unbegründeter Ängste generell davon abgeraten, zu heiraten oder gar Kinder zu bekommen. Heute ist eine Epilepsie in der Regel kein Grund mehr, auf eigene Kinder zu verzichten. Die weitaus meisten Schwangerschaften verlaufen auch bei Frauen mit einer Epilepsie problemlos und enden mit der Geburt eines gesunden Kindes.

Wie hoch ist das Vererbungrisiko?

Epilepsien sind zwar bis auf extrem seltene Ausnahmen keine Erbkrankheiten, dennoch haben die Kinder von Eltern mit einer Epilepsie ein erhöhtes Risiko, eine Epilepsie zu bekommen. Damit muss bei größenordnungsmäßig 5 % gerechnet werden, während das Risiko bei Eltern ohne eine Epilepsie bei 0,5–1 % liegt. Das genaue Risiko hängt von der Art der Epilepsie der Mutter oder des Vaters ab und steigt bis auf etwa 20% an, wenn beide Eltern betroffen sind. Bei idiopathischen generalisierten (»genetischen«) Epilepsien ist das Risiko einer Vererbung deutlich höher als bei den meisten symptomatischen fokalen (»erworbenen«) Epilepsien. Andererseits sind die meisten idiopathischen generalisierten Epilepsien leicht behandelbar, weshalb eine Vererbung selbst dann kein ernsthaftes Problem darstellt.

WISSEN

Heute ist eine Epilepsie in der Regel kein Grund mehr, auf eigene Kinder zu verzichten. Die weitaus meisten Schwangerschaften verlaufen auch bei Frauen mit einer Epilepsie weitgehend problemlos.

Gibt es vermehrt Anfälle in der Schwangerschaft?

Der Verlauf von Epilepsien wird durch eine Schwangerschaft nur selten ungünstig beeinflusst. Nur bei etwa 10 % ist mit einer deutlichen Zunahme von Anfällen zu rechnen, bei etwa 85 % ist kein nennenswerter Effekt festzustellen, und immerhin 5 % haben in der Schwangerschaft sogar eindeutig weniger oder schwächere Anfälle. Vermehrte Anfälle können Folge einer verminderten Medikamenteneinnahme der werdenden Mutter aus Furcht vor einer Schädigung des Kindes sein. Zudem fallen die Blutspiegel der Medikamente im Verlauf einer Schwangerschaft auch bei einer regelmäßigen Einnahme mehr oder wenig deutlich ab. Die Gründe dafür bestehen u. a. in einer Zunahme des mütterlichen Gewichts mit vermehrter Flüssigkeitseinlagerung, Veränderungen der Aufnahme der Medikamente aus dem Magen-Darm-Kanal, ihrer Verstoffwechslung in der Leber und Ausscheidung über die Niere. Dies kann Dosisanpassungen erforderlich machen.

Besteht das Risiko einer Fehlbildung des Kindes durch Antiepileptika?

Die Angst vor Fehl- oder Missbildungen des Kindes durch Medikamente ist meist zu groß. Bei Kindern epilepsiekranker Eltern treten Fehlbildungen zwar häufiger auf als im Bevölkerungsdurchschnitt, insgesamt weisen aber nur zwei bis drei von 100 Kindern deutliche Fehlbildungen auf, von denen viele zudem behoben oder behandelt werden können. Außerdem tragen zu Fehlbildungen nicht allein die von der Mutter eingenommenen Medikamente bei, sondern auch Kinder von Vätern mit Epilepsien haben ein etwas erhöhtes Risiko. Das Risiko einer Schädigung steigt mit der Zahl der eingenommenen Mittel und der Höhe der Serumkonzentrationen an. Große Fehlbildungen sind beispielsweise Lippen-, Kiefer- und Gaumenspalten, die Spina bifida (offenes Rückenmark), Skelett- und Herzmissbildungen sowie Anlagestörungen im Magen-Darm-Bereich.

WISSEN

Muss ein Elternteil Medikamente einnehmen, ist die Angst vor möglichen Fehl- und Missbildungen des Kindes groß. Meist sind aber große Fehlbildungen selten und kleine Fehlbildungen kommen fast gleich häufig bei Kindern von Eltern ohne Epilepsie vor und wachsen aus.

Typische kleine Fehlbildungen sind Veränderungen der Nase, Lippen oder anderer Gesichtspartien sowie Verkürzungen von Fingerendgliedern und Nägeln, die in aller Regel allenfalls kosmetisch störend sind und keiner Behandlung bedürfen. Kleine Fehlbildungen kommen fast gleich häufig bei Kindern von Eltern ohne Epilepsie vor und wachsen oft aus.

Um das Risiko von kindlichen Fehlbildungen durch Antiepileptika zu minimieren, sollten jüngere Frauen mit Epilepsie nicht nur bei einer geplanten Schwangerschaft mit ihrem Arzt ein Medikament auswählen, für das dieses Risiko möglichst gering ist.

Was müssen Mütter bei der Geburt beachten?

In aller Regel ist eine normale Geburt möglich und anzustreben. Ein Kaiserschnitt ist nur zu empfehlen, wenn es in der Schwangerschaft oder gar während der Wehen zu wiederholten und nicht beherrschbaren generalisierten tonisch-klonischen (Grand-mal-) Anfällen kommt oder wenn wegen häufigen Absencen oder fokalen Anfällen mit Bewusstseinsstörung die erforderliche Mitarbeit für eine normale Geburt nicht möglich ist.

Einige Antiepileptika führen während der Schwangerschaft in der Leber der Mutter unter anderem zu einem verstärkten Abbau von Vitamin K. Ein Mangel kann zu Gerinnungsstörungen führen, die bei den Neugeborenen meist unmittelbar nach der Geburt zu Blutungen im Gehirn oder anderen Organen führen können. Deswegen wird eine zusätzliche Verabreichung von Vitamin K empfohlen.

Besonders bei Müttern, deren Antiepileptikadosierungen während der Schwangerschaft erhöht wurden, sollten nach der Entbindung schon im Wochenbett wieder Absenkungen erfolgen. Auch ein geregelter Schlaf-Wach-Rhythmus mit ausreichend Schlaf ist gerade in dieser Zeit wichtig.

Ist Stillen trotz einer Epilepsie möglich?

Die meisten Medikamente erreichen über den mütterlichen Kreislauf zwar auch die Muttermilch, sind dort aber in der Regel nur in so geringen Konzentrationen vorhanden, dass sie sich nicht oder nicht nennenswert auf den Säugling auswirken. Allgemein gilt aber, dass eine Frau mit Epilepsie ihr Baby so lange stillen kann, wie keine Auffälligkeiten wie übermäßige Schläfrigkeit oder Trinkschwäche bestehen.

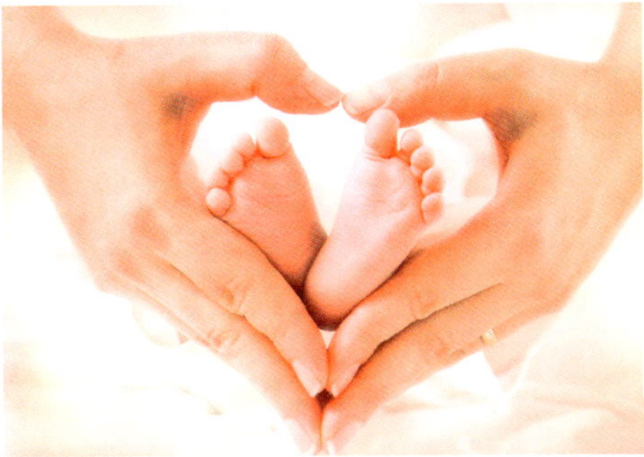

© Romolo Tavani/stock.adobe.com

▶ Heute gibt es für Frauen mit Epilepsie meist keinen Grund, auf Kinder zu verzichten.

WISSEN

Das Schwangerschaftsrisiko verringern

Eine Schwangerschaft sollte möglichst rechtzeitig geplant und mit dem behandelnden Neurologen besprochen werden. Bei Frauen mit Epilepsien haben sich einige Vorsorgemaßnahmen bewährt:

Schon Monate vor Eintritt einer Schwangerschaft sollte eine zusätzliche Folsäuregabe erfolgen. Weil es bei Frauen mit Epilepsien wie auch sonst oft zu ungewollten Schwangerschaften kommt, verordnen viele Neurologen allen ihren jüngeren Patientinnen mit Epilepsie, die schwanger werden können, ohnehin vorsorglich Folsäure. Als Dosis wird meist zu 1–5 mg täglich geraten.

Die Behandlung einer Epilepsie bei Frauen im gebärfähigen Alter sollte nach den üblichen Richtlinien erfolgen. Sofern eine Behandlung mit Valproinsäure (Handelsnamen z. B. Ergenyl oder Orfiril) erfolgt und eine Umstellung bei der jeweiligen Epilepsieform möglich ist, sollte diese vorgenommen werden. Am risikoreichsten ist die Zeit einer überbrückenden Kombinationstherapie mit Lamotrigin (Handelsname z. B. Lamictal).

Wenn zu Valproinsäure keine sinnvolle Alternative besteht oder die Schwangerschaft bereits eingetreten ist, kann eine Spina bifida durch Bestimmung des sogenannten Alpha-Fetoproteins im Blut und eine Ultraschalluntersuchung in der 16.–18. Schwangerschaftswoche erkannt werden, sodass die Möglichkeit einer Schwangerschaftsunterbrechung besteht. Außerdem ist eine Umstellung auf eine Retardpräparation (z. B. Ergenyl chrono oder Orfiril long) sinnvoll.

Generell sollten besonders in der Frühschwangerschaft möglichst wenige Medikamente in möglichst niedriger Dosis eingenommen werden. Dies gilt für Antiepileptika ebenso wie für andere Medikamente, aber auch für das Rauchen und Alkoholkonsum.

Die Blutspiegel der Antiepileptika sollten während einer Schwangerschaft vorsichtshalber alle drei Monate und in der Spätschwangerschaft noch häufiger bestimmt werden.

Sofern die Dosen der Antiepileptika in der Schwangerschaft erhöht wurden, ist im Wochenbett meist wieder eine Erniedrigung erforderlich, um mögliche Überdosierungserscheinungen bei der Mutter zu verhindern.

Schule

Die weitaus meisten Kinder mit Epilepsie sind normal intelligent und können wie jedes andere Kind diejenige Schule besuchen, die ihrer Begabung entspricht. Häufige Anfälle, die Nebenwirkungen der Medikamente, längere Krankenhausaufenthalte oder psychosoziale Belastungen können jedoch ihre Lern- und Leistungsfähigkeit beeinträchtigen. In der Schule werden die Weichen für den künftigen Lebensweg anfallskranker Kinder gestellt, und Lehrer können dazu beitragen, dass Kinder mit Epilepsie – eventuell mit einem Nachteilsausgleich – gleiche Chancen erhalten wie andere Kinder. Nur bei einer gleichzeitigen geistigen Behinderung ist eine Betreuung in Sonderschulen erforderlich.

Vorurteile gegenüber Kindern mit Epilepsie

Obwohl dies unbegründet ist, werden manche Kinder mit epileptischen Anfällen in der Schule zumindest anfänglich von ihren Mitschülerinnen und Mitschülern gemieden. Dabei spielen neben Berührungsängsten und Unsicherheiten der Kinder auch Befürchtungen und Vorurteile ihrer Eltern eine Rolle. Auch manche Lehrer verstärken diese Ausgrenzung von Kindern mit einer Epilepsie, indem sie Anfälle als lästige und dem Kind anzulastende Störungen und nicht einfach als vorübergehendes, relativ harmloses körperliches Problem betrachten. Genauso nachteilig ist eine übertriebene Fürsorge mit falschem Mitleid und Unterforderung.

Kinder mit häufigen Anfällen können durch diese und durch die erforderlichen Medikamente in ihrer Lern- und Leistungsfähigkeit gestört sein. Darüber hinaus haben manche Kinder Verhaltensstörungen, die eine Klassengemeinschaft zusätzlich belasten können. Weder Eltern noch Lehrer sollten ihre Erwartungen und Anforderungen unangemessen hoch oder tief ansetzen. Schlechte Schulleistungen sind auch nicht notwendigerweise direkte Folgen der Epilepsie. So kann vermehrte Unruhe eine Nebenwirkung der Medikamente sein und sollte gegebenenfalls zu einer Umstellung veranlassen.

WISSEN

Bei etwa einem Drittel aller Kinder mit Epilepsie liegen Lernbehinderungen und Verhaltensstörungen vor.

WISSEN

Lern- und Verhaltensstörungen

Bei bis zu einem Drittel aller Kinder mit Epilepsie muss damit gerechnet werden, dass sie wegen einer gleichzeitig vorhandenen geistigen Behinderung den Anforderungen einer Regelschule nicht gewachsen sind. Geistige Behinderungen haben nichts mit Geisteskrankheiten zu tun, sondern sind stets Ausdruck einer Schädigung des Gehirns. Deswegen tritt eine geistige Behinderung oft gemeinsam mit einer körperlichen Behinderung auf. Manchmal kommt eine Minderbegabung erst in der 3. oder 4. Klasse klar zum Vorschein. Dann fällt es vielen Eltern besonders schwer, die Vorteile einer besser auf die Kinder eingestellten Sonderschule zu erkennen, zumal sie oft erhebliche Erwartungen mit dem Kind verbinden.

Lernbehinderung oder Verhaltensstörungen können bei Kindern und Jugendlichen mit einer Epilepsie viele Ursachen haben:

Weil epileptische Anfälle bzw. Epilepsien eher Symptom einer Krankheit als selbst eine Krankheit sind, kann eine zugrunde liegende Hirnschädigung sowohl Lern- und Verhaltensstörungen als auch epileptische Anfälle verursachen.

Die Stelle im Gehirn, von der die Anfälle ausgehen, ist wichtig. Wenn dies zum Beispiel der Hippokampus im Schläfenlappen ist, sind Gedächtnisstörungen fast unausweichlich.

Die Art und Schwere der Epilepsie: Tägliche Anfälle mit Stürzen und nur langsamer Erholung haben andere Folgen als seltene Anfälle mit nur Sekunden dauernder »Abwesenheit«.

Auch antiepileptische Medikamente können eine Ursache sein.

Das Geschlecht kann eine Rolle spielen: Jungen mit Epilepsie entwickeln häufiger Verhaltensstörungen als Mädchen.

Schließlich können psychologische und soziale Faktoren wie die Struktur und Einstellungen der Familie oder von Freunden ebenso wie das Selbstbild der Betroffenen von großer Bedeutung sein; Beispiele sind eine Überbehütung durch die Eltern oder ein Ausgegrenztwerden in der Schule.

Auch Kinder mit Epilepsie sollten an gemeinsamen Aktivitäten teilnehmen

Unnötige Verbote und Einschränkungen vermindern ein oft ohnehin schon geringes Selbstvertrauen von Kindern mit Epilepsie. Bei ausreichender Überwachung können die meisten Kinder an fast allen Aktivitäten einschließlich des Schulsports (Ausnahmen: Absturzgefahr und Schwimmen ohne Aufsicht) und Klassenfahrten teilnehmen. Übermäßige Belastungen wie starker Schlafentzug sollten allerdings weitgehend vermieden werden. Lehrer haften

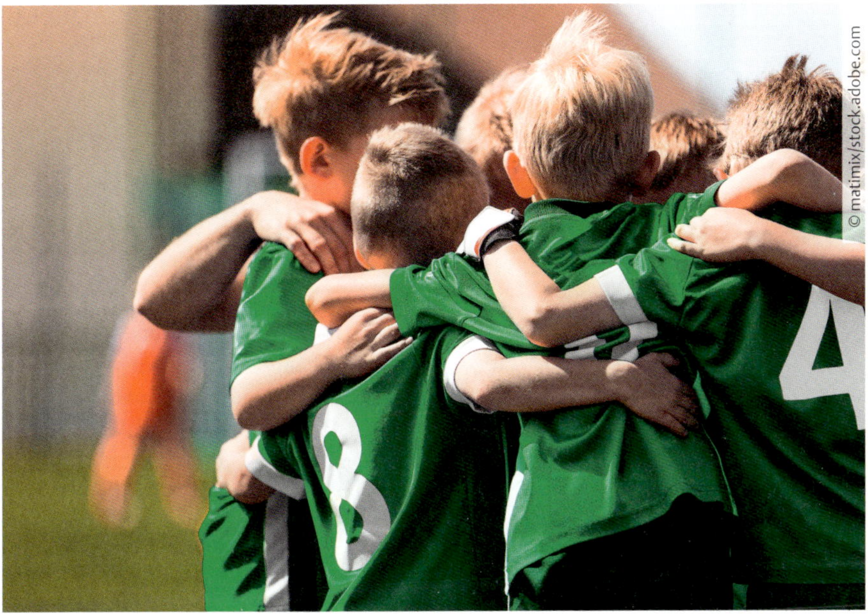

▲ Kinder können und sollen bei ausreichender Überwachung an allen Aktivitäten teilnehmen.

als Aufsichtspersonen nur bei Vorsatz oder Fahrlässigkeit. Es ist weder möglich noch sinnvoll, anfallskranke Kinder auf Schritt und Tritt zu begleiten und zu beaufsichtigen. Hierunter würde auch die erforderliche Erziehung zur Selbstständigkeit leiden.

Beruf

Obwohl fast alle Menschen mit einer Epilepsie einen Beruf erlernen und arbeiten gehen können, sind einige Berufe grundsätzlich ungeeignet. In Abhängigkeit von Art und Häufigkeit der Anfälle gibt es Einschränkungen bei einigen anderen Berufen. Die Arbeitslosenquote bei Menschen mit Epilepsie ist bis zu dreimal höher als bei der Durchschnittsbevölkerung. Langzeitarbeitslose Menschen mit Epilepsie unterscheiden sich u. a. durch häufigere – insbesondere »große« bzw. generalisierte tonisch-klonische – Anfälle, unterdurchschnittliche Intelligenz und Ausbildung sowie zusätzlich bestehende psychische Störungen oder Behinderungen von stabil beschäftigten Menschen mit Epilepsie.

WISSEN

Fast alle Menschen mit Epilepsie können einen Beruf erlernen und ausüben.

Leistungsfähigkeit, Fehlzeiten und Unfälle

Häufig wird behauptet, dass Menschen mit einer Epilepsie weniger leistungsfähig oder häufiger krank und in Unfälle verwickelt sind. Dies sind Vorurteile, die durch entsprechende Untersuchungen eindeutig widerlegt wurden. Im Großen und Ganzen gibt es bei der Produktivität und bei der Häufigkeit krankheitsbedingter Ausfälle keine Unterschiede zwischen Menschen mit Epilepsie und ihren Kolleginnen und Kollegen ohne Epilepsie.

Ohnehin spielen in dieser Frage bei Arbeitnehmern und Arbeitgebern oft psychologische Faktoren eine wichtige Rolle: Betroffene mit Epilepsie befürchten eine ungerechtfertigte Benachteiligung, haben ein eher niedriges Selbstwertgefühl bzw. Selbstvertrauen und zeigen sich häufig allgemein unsicher. Bei Arbeitgebern steht sehr häufig Unwissen über die verschiedenen Formen einer Epilepsie einer Anstellung im Weg. Manchmal werden dann Sorgen hinsichtlich der Sicherheit am Arbeitsplatz, der Versicherung oder eine vermeintliche Ablehnung durch Kunden und Mitarbeiter vorgeschoben.

Epilepsiemerkmale und Berufstätigkeit

Ob eine Epilepsie einen Einfluss auf Berufswahl und Berufstätigkeit hat, hängt von der jeweiligen Epilepsieform sowie von der Häufigkeit und Schwere der Anfälle ab. So heilen viele der gutartigen Epilepsien des Kindesalters bis zum Ende des zweiten Lebensjahrzehnts aus, weshalb dann keine oder keine nennenswerten Einschränkungen mehr für eine Berufswahl bestehen. Auch weiterhin auftretende Anfälle bedeuten aber nicht, dass kein Beruf ausgeübt werden kann oder dass für alle Berufe Einschränkungen bestehen.

Tipp

Wenn sich die Frage nach einer Neuorientierung im Beruf stellt, dann kann das Gespräch mit dem Arzt sowie eine neuropsychologische Untersuchung helfen, die berufliche Eignung abzuklären.

Viele Erwachsene haben die Berufswahl und Ausbildung schon hinter sich, wenn es bei ihnen erstmals zu Anfällen kommt. Es stellt sich dann die Frage, ob sie noch für ihren Beruf geeignet sind oder eine Neuorientierung erforderlich ist. In solchen Situationen kann neben der ärztlichen Betreuung eine neuropsychologische Untersuchung die Abklärung der beruflichen Eignung unterstützen, wobei insbesondere sprachliche, formal-logische und kombinatorische Fähigkeiten geprüft werden.

TIPP

So gehen Sie bei einer Bewerbung vor

In erster Linie hängen die Erfolgschancen einer Bewerbung auch bei Menschen mit einer Epilepsie davon ab, welche Ausbildung sie haben. Deswegen sollte man sich bei einer Bewerbung und erst recht vor einem Vorstellungsgespräch selbst fragen, ob man die erforderliche Qualifikation und Erfahrung mitbringt und erst danach überprüfen, ob eine Epilepsie Auswirkungen auf die Arbeitsfähigkeit hat.

Epilepsie verschweigen oder offenbaren?

Je nach dem, wie sich die Epilepsie äußert und welche Voraussetzungen mit einem bestimmten Berufsbild verbunden sind – fällt die Antwort unterschiedlich aus:
Das Verschweigen der Epilepsie ist nur dann unproblematisch, wenn längere Zeit (mindestens ein Jahr) Anfallsfreiheit besteht und anzunehmen ist, dass keine weiteren Anfälle mehr auftreten werden (»Ausheilung«). In diesem Fall darf der Bewerber selbst gezielte Fragen des Arbeitgebers nach einer Epilepsie verneinen.
Bei weiterhin auftretenden Anfällen ist entscheidend, ob der Bewerber nach dem Bestehen von Krankheiten gefragt wird oder nicht. Wird danach gefragt (auch per Fragebogen oder vom Betriebsarzt), ist der Bewerber verpflichtet, über seine Epilepsie Auskunft zu erteilen, wenn die Anfälle in irgendeiner Weise Einfluss auf seine Arbeitsleistung haben können. Verschweigt er seine Epilepsie, kann der Arbeitgeber später fristlos kündigen. Wird nicht nach Krankheiten gefragt, besteht nur dann eine Offenbarungspflicht, wenn die Epilepsie bzw. genauer die Art der Anfälle die vorgesehene Tätigkeit beeinträchtigt.
In Zweifelsfällen kann es nützlich sein, ein Attest des behandelnden Arztes über die Epilepsie mit möglichst genauen Angaben über die Art und Häufigkeit von Anfällen und die dadurch zu erwartenden Störungen (Dauer, Bewusstseinsverlust, Sturzgefahr, unkontrollierte Handlungen) vorzulegen.

Es gibt nur wenige Berufe, die für Menschen mit einer Epilepsie generell nicht in Betracht kommen. Beispiele sind Berufschauffeure (Ausnahme: über fünf Jahre ohne Medikamente anfallsfrei), Dachdecker, Elektriker, Feuerwehrmänner, Piloten, Polizisten, Soldaten oder Taucher.

Was soll man den Kollegen erzählen?

Obwohl man, wie auch im Privatleben, nicht jedem Nachbarn oder zufälligen Bekannten von seiner Epilepsie zu erzählen braucht, hat es sich für die meisten Menschen mit einer Epilepsie

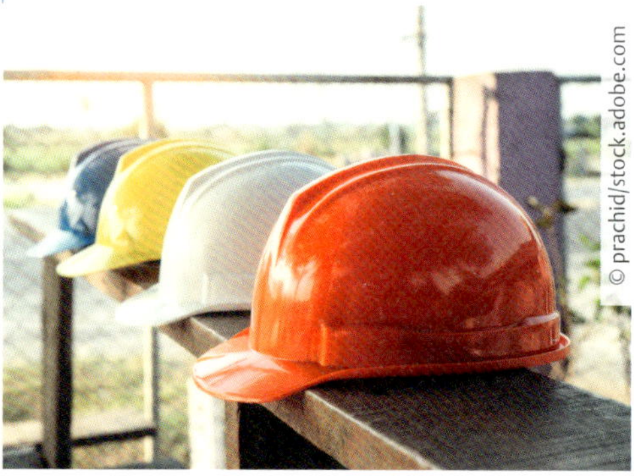

▲ Am Arbeitsplatz ist es sinnvoll, seinen Kollegen gegenüber offen und ehrlich zu sein.

bewährt, auch den Kolleginnen und Kollegen am Arbeitsplatz gegenüber offen und ehrlich zu sein. Dies nicht zuletzt deswegen, weil es weitaus weniger unnötige Aufregung gibt, wenn es doch einmal zu einem Anfall am Arbeitsplatz kommt. Am besten spricht man von seiner Epilepsie ohne große Umwege wie von anderen Krankheiten auch. Wenn man seinen Kollegen – warum auch immer – nichts von seiner Epilepsie erzählen möchte, darf auch der Arbeitgeber dies nicht tun.

Was tun bei Problemen am Arbeitsplatz?

Ist der Arbeitsplatz epilepsiebedingt gefährdet, sollte man rechtzeitig Beratungshilfe in Anspruch nehmen. Dies betrifft sowohl den Arbeitgeber und behandelnde Ärzte als auch betriebsexterne Stellen wie Selbsthilfegruppen, Fürsorgestellen von Gemeinden oder Sozialämtern oder Sozialdienste von Epilepsiezentren und anderer Krankenhäuser. Bei Mitgliedschaft in einer Gewerkschaft besteht dort eine weitere Möglichkeit. Jeder Arzt oder Sozialarbeiter kann sogenannte Berufsfindungsmaßnahmen vorschlagen, die von den psychologischen Diensten der Arbeitsämter und Berufsförderungswerken organisiert und durchgeführt werden.

Urlaubsreisen

Bei den meisten Menschen mit einer Epilepsie sind Bedenken bei Urlaubsreisen unnötig. Allerdings ist die Liste der Dinge, an die Sie bei der Vorbereitung eines Urlaubs denken müssen, ein wenig länger. Der Tages- und besonders auch Nachtablauf sollte nicht allzu sehr durcheinander geraten. Bei allen Aktivitäten auch in den Ferien gilt, dass das Leben nicht ohne Risiken ist und Sie letztlich immer den Nutzen abwägen müssen. Bei einer Epilepsie spielen dabei die Art und Häufigkeit der Anfälle sowie die Medikation und mögliche Nebenwirkungen die wichtigste Rolle.

wichtig

Bei Urlaubsreisen bestehen für Menschen mit Epilepsie in der Regel keine Bedenken.

Vor der Reise

Reisezeit und Buchung

Sofern man nicht durch schulpflichtige Kinder oder aus anderen Gründen dazu gezwungen ist, ist es meist günstiger und angenehmer, außerhalb der Hochsaison zu verreisen. Nicht nur die manchmal allzu große Hitze, sondern auch die allgemeine Hektik in den Sommermonaten Juli und August an vielen Ferienorten kann sich als nachteiliger Stress erweisen.

Reiseziel und Unterkunft

Im Prinzip ist heute fast jedes Reiseziel auf der Welt auch für Menschen mit Epilepsie geeignet. Bei der Auswahl des Hotels bzw. der Unterkunft kann man sich in der Regel auf die Beschreibungen in den bei Reisebüros erhältlichen Prospekten verlassen. Eine zunehmend mehr genutzte Alternative sind Informationen im Internet, die zusätzlich die Möglichkeit bieten, Unklarheiten durch eine E-Mail rasch zu klären. Eine gleichzeitig bestehende Behinderung sollte man im Reisebüro angeben. Inzwischen gibt es an vielen Ferienorten auch für solche Menschen speziell eingerichtete Hotels.

Alleine oder in Begleitung?

Ob eine Begleitperson erforderlich ist, hängt von der Art und Schwere der Epilepsie ab. Bei Kindern mit Epilepsie stellt sich die Frage häufiger bei Klassenfahrten oder anderen Reisen, z. B. mit Sport- oder sonstigen Vereinen. Sofern die Lehrer bzw. Betreuer entsprechend informiert sind, brauchen Kinder wegen ihrer Epilepsie meist nicht zu Hause zu bleiben.

Essen und Trinken

In vielen »exotischen« Ferienländern sind die hygienischen Verhältnisse anders als in Mitteleuropa, und man kann sich sehr leicht eine Magen-Darm-Infektion mit Durchfall und Erbrechen zuziehen. In manchen Ländern ist daher davon abzuraten, Salat, rohes Gemüse, ungeschälte Früchte oder Eiscreme zu essen oder sich die Zähne mit Leitungswasser zu putzen. Bei einem stärkeren Durchfall wird die Aufnahme von Medikamenten aus dem Darm vermindert, was zu vermehrten Anfällen führen kann. Bei Erbrechen innerhalb einer halben Stunde nach Einnahme der Medikamente kann eine nochmalige bzw. zusätzliche Gabe oder Einnahme von Benzodiazepinen (z. B. Clobazam [Handelsname Frisium]; bei Kindern auch Diazepam-Zäpfchen) sinnvoll sein. Gerade bei hohen Temperaturen muss man zwar auf eine ausreichende Trinkmenge achten, ohne aber innerhalb kurzer Zeit allzu große Mengen zu trinken.

wichtig

Die Regel bei fernen Reisezielen lautet: Koche es, schäle es oder lasse die Finger davon. Ansonsten können Darmverstimmungen auftreten, die die Aufnahme der Medikamente in den Darm verhindern.

Zusätzliche Versicherung erforderlich?

Vor Reiseantritt sollte man sich vergewissern, dass durch die bestehende Krankenversicherung im Bedarfsfall auch die Behandlungskosten im Urlaubsland übernommen werden. Je nach Versicherung und Reiseland kann der Abschluss einer Zusatzversicherung erforderlich sein. Beim Abschluss solcher Versicherungen muss man jedoch auch sorgfältig auf das »Kleingedruckte« achten, weil manche Gesellschaften u. a. Menschen mit Epilepsie nicht oder nicht ohne Weiteres versichern. Einige verlangen zuvor ein ärztliches Attest oder einen Risikozuschlag in Form einer erhöhten Prämie. Es empfiehlt sich auch immer, bei der Buchung eine Reiserücktrittsversicherung abzuschließen. Diese sind nicht teuer und ermöglichen es, bei einer unvorhergesehenen Verschlechterung der Epilepsie oder aus sonstigen krankheitsbedingten Gründen auch kurzfristig ohne finanzielle Nachteile von der Buchung zurückzutreten.

Flugreisen und Zeitverschiebung

Auch Flugreisen sind für die meisten Menschen mit Epilepsie möglich. Sofern man nachfragt, stellen die Fluggesellschaften allerdings unterschiedliche Anforderungen. Die meisten Gesellschaften halten ein ärztliches Attest für erforderlich oder zumindest sinnvoll. Es sollte Angaben über den Anfallstyp, die Medikamente sowie eventuelle allgemeine Verhaltensregeln enthalten und gegebenenfalls auf die Notwendigkeit einer Begleitperson hinweisen. Einzelne Gesellschaften verlangen auch eine spezielle Bescheinigung über eine Flugtauglichkeit. Bei Fernreisen ist besonders darauf zu achten, dass sich durch die Zeitverschiebung der Schlaf-Wach-Rhythmus ändert. Dies bezieht sich nicht nur auf den Flug selbst, sondern betrifft meist auch die folgenden zwei bis drei Tage. Wann immer möglich sollte man seinen normalen Rhythmus nicht abrupt umstellen.

Medikamente

Das »A und O« ist eine regelmäßige Einnahme der Medikamente. Bei Flügen in den Westen kommt es zu einem »Zeitgewinn« (der Reisetag verlängert sich) und bei Flügen in den Osten zu einem »Zeitverlust« (der Reisetag verkürzt sich). Je nach Ausmaß der Zeitverschiebung sollte man die Dosis der Medikamente am Reisetag erhöhen bzw. vermindern. Man kann auch einfach das Einnahmeschema seiner Tabletten mehr oder weniger unverändert beibehalten, wobei man sich z. B. einer zweiten Uhr mit der »Heimatzeit« bedienen kann. Im Zweifelsfall sollte man mit seinem Arzt Rücksprache halten.

wichtig

Bei Reisen ist es wichtig, die Medikamente weiter regelmäßig einzunehmen. Bei längeren Flugreisen ist deshalb daran zu denken, die Medikamente ins Handgepäck mitzunehmen sowie einen ausreichenden Vorrat dabei zu haben.

Immer ausreichend Vorrat mitnehmen!

Immer – selbst bei Reisen in Europa – ist es günstig, einen ausreichenden Vorrat der benötigten Antiepileptika mitzunehmen. Die meisten Medikamente sind zwar auch in anderen Ländern erhältlich, gerade bei neueren Präparaten ist dies aber nicht immer der Fall. Außerdem sind die

WISSEN

Als zusätzlicher Anfallsschutz können, besonders bei schweren Epilepsien oder starker Zeitverschiebung, vorübergehend Benzodiazepine wie Clobazam (Handelsname Frisium, z. B. 5–10 mg am Abend) eingenommen werden.

Dosierungen und Handelsnamen oft unterschiedlich, was zusätzlich zu Verwechslungen und Problemen führen kann. Bei größeren Medikamentenvorräten macht manchmal der Zoll Schwierigkeiten, weshalb man sich von seinem Arzt eine kurze Bescheinigung der erforderlichen Medikamente ausstellen lassen sollte. Wegen der Gefahr eines Gepäckverlusts empfiehlt es sich auch immer, die Medikamente im Handgepäck mitzunehmen. Sie sollten schließlich stets in den Originalverpackungen belassen werden, weil diese optimalen Schutz vor Feuchtigkeit oder Verunreinigungen bieten.

Aktivitäten am Urlaubsort

Freizeitaktivitäten und Sport sind für die meisten Menschen mit Epilepsie unbedenklich. Bei Anfallsfreiheit oder sehr wenigen bzw. leichten Anfällen gibt es kaum Einschränkungen. Hier kann nur auf einige der vielen möglichen Urlaubsaktivitäten eingegangen werden. Man sollte sich generell nicht übernehmen (Erschöpfung kann zu einer Anfallshäufung führen) und zu großen Stress vermeiden.

WISSEN

Die meisten Menschen mit Epilepsie müssen auf Freizeitaktivitäten und Sport nicht verzichten.

WICHTIG

Schwimmen und Wassersport

- Damit Schwimmen und andere Wassersportarten auch für Menschen mit Epilepsie sicher sind, sollten die folgenden Vorsichtsmaßnahmen beachtet werden:
- Rücksprache mit dem Arzt bezüglich der Schwimmtauglichkeit.
- Nur in ausgeruhtem Zustand und bei Wohlbefinden ins Wasser!
- Wenn möglich besser in einem Schwimmbecken (Pool) als in einem Fluss, See oder im Meer schwimmen; im Zweifelsfall eine Schwimmweste tragen sowie Bademeister/Aufsichtspersonen über die Epilepsie informieren.
- Bei häufigen und schweren Anfällen im Nichtschwimmerbecken bleiben.
- Immer gemeinsam mit einem erfahrenen Schwimmer ins Wasser, der über die vorliegende Epilepsie und angemessene Erste-Hilfe-Maßnahmen unterrichtet ist.
- Tauchen ist nur bei ausreichend langer Anfallsfreiheit und mit einer entsprechenden ärztlichen Bescheinigung erlaubt.
- Bootsfahrten nie alleine unternehmen.
- Bei Fotosensibilität eine Sonnenbrille tragen

Alkohol

Übermäßiger Alkoholkonsum geht mit großen Schäden nicht nur für die Gesundheit, sondern auch für die familiäre und gesellschaftliche Situation der betroffenen Menschen einher. Die durchschnittliche Trinkmenge an reinem Alkohol in Deutschland beträgt im Jahr über zehn Liter. Das bedeutet, dass pro Einwohner – Säuglinge und Greise eingeschlossen – im Jahr eine Alkoholmenge getrunken wird,

▶ Alkoholgenuss ist ein gutes Beispiel dafür, dass für Menschen mit Epilepsie in der Regel dieselben Dinge gesund oder ungesund sind, wie für Menschen ohne Epilepsie.

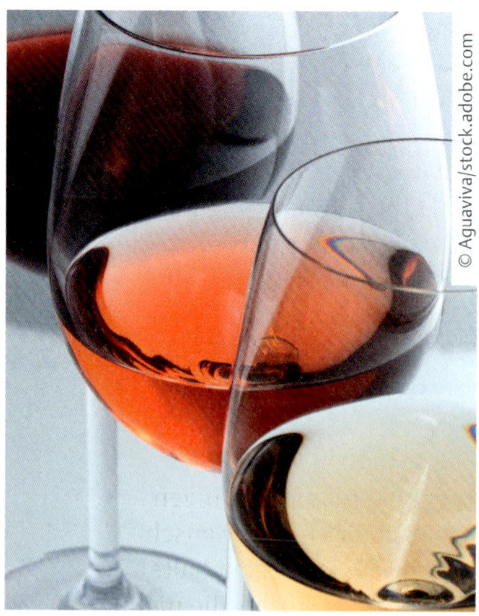

WISSEN

Ist Alkohol generell verboten?

Manche Ärzte sind in wohlmeinender Absicht für ein striktes Alkoholverbot, während andere keine Einwände gegen ein gelegentliches Trinken kleiner Mengen haben. Dabei ist zu bedenken, dass Alkohol »in Maßen« für viele Menschen zu einem Teil ihrer Lebensfreude gehört und ein generelles Verbot bei vielen Betroffenen nur zu unbegründeten Schuldgefühlen führt, wenn sie ab und zu dennoch einmal »ein Gläschen« trinken. Der wichtigste Punkt für die meisten Betroffenen besteht darin, dass nicht regelmäßig und nur geringe Alkoholmengen getrunken werden dürfen, also ab und zu einmal etwa ein bis zwei Glas Bier, Wein oder Sekt bzw. ein höherprozentiges Getränk an einem Tag. Frauen vertragen deutlich weniger Alkohol als Männer, weil bei ihnen die den Alkohol verarbeitenden Enzyme in der Leber weniger aktiv sind. Es gibt sogar Hinweise darauf, dass das Trinken von Alkohol in kleinen Mengen für das Herz-Kreislauf-System gesund ist. Dadurch sollten sich diejenigen Menschen mit einer Epilepsie, denen Alkohol ohnehin nicht schmeckt und die problemlos darauf verzichten können, natürlich nicht zum Trinken verführen lassen. Dasselbe gilt für diejenigen Menschen, denen ein völliger Verzicht leichter fällt als die Selbstkontrolle, die für ein Trinken nur kleiner Mengen erforderlich ist.

die zum Beispiel 200 Litern Bier entspricht. Obwohl Alkoholabhängigkeit oder Alkoholismus weit verbreitet ist, werden die damit verbundenen Gefahren oft verharmlost. Das Trinken von Alkohol gehört bei vielen Gelegenheiten geradezu zum guten Ton, und auch am Arbeitsplatz wird über alkoholbedingte Fehlzeiten oft großzügig hinweggesehen. In vielen Gaststätten sind nichtalkoholische Getränke sogar teurer als alkoholische.

wichtig

Manche Wirkungen und Nebenwirkungen von Antiepileptika werden durch gleichzeitigen Alkoholkonsum verstärkt.

Was kann Alkohol bewirken?

Eine Erlaubnis für geringen Alkoholkonsum gilt nur für Menschen, die sich auch an solche Regeln halten können und nicht für solche, die nicht mehr aufhören können, wenn sie einmal mit dem Trinken angefangen haben. Größere Mengen Alkohol gehen immer mit einem eindeutig erhöhten Anfallsrisiko einher. Regelmäßiger Alkoholgenuss regt außerdem die Tätigkeit der Leber an, was unter anderem dazu führt, dass der Abbau der Medikamente gegen Anfälle (Antiepileptika) beschleunigt wird und diese daher weniger wirken. Dies lässt sich im Blut unter anderem an einer Erhöhung der Leberenzyme messen.

Trinken großer Flüssigkeitsmengen

Es muss auch bedacht werden, dass das Trinken sehr großer Flüssigkeitsmengen (bei Erwachsenen über drei Liter am Tag) auch ohne Alkohol Anfälle auslösen kann. Betroffene, die mit dem Medikament Carbamazepin (Handelsnamen z.B. Carbium, Tegretal oder Timonil) behandelt werden, sollten in dieser Hinsicht besonders vorsichtig sein. Dies gilt auch für alkoholfreies Bier, das doch etwas Alkohol enthält und daher in großen Mengen durchaus gefährlich sein kann. Schließlich ist noch zu bedenken, dass Alkoholkonsum oft mit Anlässen wie abendlichen Feiern oder Ausgehen verbunden ist, was über spätes Zubettgehen und Schlafentzug zu einer zusätzlichen Anfallsgefährdung führen kann. Anfälle, die nach geringem Alkoholkonsum auftreten, sind meist auf diese zusätzlichen Risikofaktoren wie Schlafentzug oder sonstige besondere Umstände zurückzuführen und nicht auf den Alkohol selbst.

WISSEN

Bei Alkoholentzug können sogenannte Gelegenheitsanfälle auftreten, im Erwachsenenalter ist dies die häufigste Form derartiger Anfälle.

wichtig

Schon reichliches Trinken – auch alkoholfreier Getränke – kann Anfälle auslösen.

Dies gilt insbesondere für die müde machende Wirkung vieler Medikamente oder ihre Auswirkung auf das Gleichgewicht und Sehvermögen. Das heißt, dass Menschen mit Epilepsie auch schon unter geringem Alkoholeinfluss besonders vorsichtig sein müssen und beispielsweise auf das Autofahren verzichten sollten, auch wenn ansonsten die Voraussetzungen einer Fahrtauglichkeit vorliegen. Weil die Hersteller vieler Medikamente in den Beipackzetteln auf diese Wechselwirkungsmöglichkeit hinweisen und von einer gleichzeitigen Einnahme abraten, unterlassen manche Betroffene bei einem bevorstehenden Alkoholkonsum »vorsichtshalber« die Einnahme der Antiepileptika oder verschieben sie auf einen späteren Zeitpunkt. Dies ist aber falsch und sollte unbedingt unterbleiben!

Alkoholentzugsanfälle

Ein gewohnheitsmäßiges Trinken größerer Alkoholmengen über einen längeren Zeitraum kann zu einer vorübergehenden oder bleibenden Schädigung des Gehirns führen, die unter anderem mit einem erhöhten Risiko für das Auftreten epileptischer Anfälle einhergeht. Bei etwa 20% der Männer und 10% der Frauen mit Alkoholproblemen treten im Verlauf ihrer Alkoholkrankheit Anfälle auf, meist infolge eines Alkoholentzugs und gehäuft im Alter zwischen 35 und 50 Jahren. Ein Alkoholentzug ist das plötzliche Weglassen von vorher regelmäßig getrunkenem Alkohol. Alkoholentzugsanfälle sind die häufigste Form von Gelegenheitsanfällen im Erwachsenenalter. Die Menge an Alkohol, die bei zuvor länger andauerndem Konsum und plötzlichem Weglassen Entzugsanfälle auslösen kann, unterscheidet sich von Mensch zu Mensch erheblich. Oft treffen auch Alkoholentzug, Schlafmangel, eine verminderte Nahrungsaufnahme und Nichteinnahme von Tabletten aufeinander. Die Zeit zwischen Beendigung eines übermäßigen Alkoholkonsums und dem Auftreten von Anfällen liegt meist zwischen 12 und 48 Stunden, es kann aber auch schon nach sechs bis acht Stunden dazu kommen.

»Alkoholepilepsie«

Bei schwerem und lang andauerndem Missbrauch von Alkohol können die damit verbundenen Schädigungen des Gehirns zu einer symptomatischen Epilepsie führen, die manchmal auch als »Alkoholepilepsie« bezeichnet wird. Die Hirnschäden können in direkten Auswirkungen des Alkohols und auch in indirekten Schädigungen wie alkoholbedingten Stürzen mit Verletzungen des Gehirns bestehen. In solchen Fällen lassen sich bei einer Magnetresonanz- oder Computertomographie meist Unfallfolgen oder andere Auffälligkeiten nachweisen. Schließlich gibt es die Möglichkeit, dass ein Mensch gleichzeitig und unabhängig voneinander Alkoholprobleme und eine Epilepsie hat. Dann muss jede Krankheit unabhängig von der anderen behandelt werden, was aber oft sehr schwierig und wenig erfolgreich ist.

WISSEN

Das Thema »Epilepsie und Alkohol« ist ein gutes Beispiel dafür, dass für Menschen mit einer Epilepsie dieselben Dinge gesund und ungesund sind wie für Menschen ohne Epilepsie. Übermäßiger Alkoholkonsum ist immer schädlich und führt auch bei Menschen ohne Epilepsie auf Dauer zu Problemen.

Fernsehen und Videospiele

Flickerndes Licht und »Fotosensibilität«

Als flickerndes oder flackerndes Licht wird in seiner Stärke rasch schwankendes Licht bezeichnet. Bei ungefähr 0,025 % aller Menschen (= jedem Viertausendsten), aber 5 % aller Menschen mit Epilepsien können solche Lichtreize epileptische Anfälle auslösen, was in der Fachsprache Fotosensibilität genannt wird. Mädchen beziehungsweise Frauen sind häufiger fotosensibel als Jungen beziehungsweise Männer.

Lichtreize im Alltag

Entsprechenden Lichtreizen sind wir alle schon im täglichen Leben häufig ausgesetzt. Beispiele sind defekte Neonröhren oder seitlich zwischen Bäumen einfallendes Sonnenlicht beim Durchfahren einer Allee, Lichtreflexionen auf spiegelnden Wasserflächen oder großen Glasscheiben. Stroboskop-Blitze und andere Lichteffekte in Diskotheken sind besonders starke Reize, mit denen Jugendliche häufiger in Berührung kommen. In dieser Aufzählung dürfen auch das Fernsehen und Videospiele mit entsprechenden Effekten nicht fehlen.

wichtig

Im Alltag sind wir einer ganzen Reihe an Lichtreizen ausgesetzt, die bei manchen Menschen mit Epilepsie Anfälle auslösen können.

Vermehrte Lichtempfindlichkeit in der Kindheit und Jugend

Eine Fotosensibilität äußert sich in Schwindelgefühl, Augenflimmern und Kopfschmerzen. Obwohl sie vererbt wird und somit von Geburt an vorhanden ist, gibt es ein bevorzugtes Lebensalter, in dem eine vermehrte Lichtempfindlichkeit das Auftreten von Anfällen begünstigt. Dieser besonders gefährdete Altersbereich liegt zwischen der Kindheit und dem frühen Erwachsenenalter und entspricht damit leider genau demjenigen Alter, in dem oft besonders viel Zeit in Diskotheken, vor dem Fernsehen oder mit Videospielen verbracht wird. Es ist also nicht so, dass die Lebensgewohnheiten in dieser Altersperiode direkt für die häufigeren Probleme aufgrund der Fotosensibilität verantwortlich sind. Der Rückgang in späteren Jahren ist Ausdruck der mit zunehmendem Alter abnehmenden Empfindlichkeit.

Fernsehen

Fernsehen gehört zum selbstverständlichen Alltag der meisten Menschen. Nicht nur Kinder und Jugendliche schauen zweifellos oft zu viel fern, weshalb Begrenzungen sinnvoll sein können. Bei Menschen mit Epilepsie wird oft aus Sorge vor einer Auslö-

WISSEN

Fernsehen gehört heute zum Alltag von Kindern und Jugendlichen. Bei bestehender Epilepsie besteht kein erhöhtes Anfallsrisiko, es sei denn, es besteht Fotosensibilität.

sung oder Begünstigung von Anfällen generell vom Fernsehen abgeraten. Häufiger wird eine Epilepsie von Eltern nur als Argument vorgeschoben, um Erziehungsziele leichter zu erreichen. Dies ist aber weder angemessen noch sinnvoll.

wichtig

In der Regel ist Fernsehen für Menschen mit Epilepsien nicht gefährlich.

Mindestens jeder zweite Betroffene mit Anfällen während dem Fernsehen oder Videospielen hat auch unabhängig davon Anfälle, und Menschen mit Epilepsien ohne Fotosensibilität haben während dem Fernsehen oder Videospielen kein erhöhtes Anfallsrisiko. Bei Bestehen einer Fotosensibilität sind einige Vorsichtsmaßnahmen sinnvoll, ohne dass aber selbst in diesen Fällen generell vom Fernsehen abgeraten werden muss. So sollte der Raum beim Fernsehen nie ganz verdunkelt werden, und es sollte ein Abstand zwischen Sitzplatz und Fernsehgerät von mindestens zwei bis zweieinhalb Metern eingehalten werden. Darüber hinausgehende Empfehlungen wie das zusätzliche Tragen einer Sonnenbrille oder das zeitweise Schließen eines Auges sind wenig praktikabel.

Videospiele

Nach der sehr rasch zunehmenden Verbreitung von Videospielen in den letzten Jahren wurde bald die Sorge laut, ob diese nicht ebenso wie das Fernsehen für manche Menschen mit Epilepsie gefährlich sein könnten. Immer wieder gibt es in der Öffentlichkeit große Aufregungen und lange Diskussionen bis hin zu Forderungen nach einem Verbot von Videospielen

WISSEN

Anfallsrisiko geringer bei modernen TV-Geräten

Die Bildwiederholungshäufigkeit bei älteren Fernsehgeräten liegt bei 50 pro Sekunde (oder 50 Hertz). Für das menschliche Auge und Gehirn ist dieser Wechsel schon zu rasch, um wahrgenommen zu werden, manche über die Augen und Sehbahn angeregten Nervenzellen im Gehirn können aber offenbar dennoch darauf reagieren. Das Risiko einer Anfallsauslösung ist bei Geräten mit mindestens 100 Bildwiederholungen pro Sekunde oder Hertz sowie bei Plasma- und TFT-Flachbildschirmen sehr viel geringer als bei den älteren Geräten.

WISSEN

Weltweit liegen einige Hundert Fallberichte über das Auftreten von epileptischen Anfällen bei Videospielen vor.
Der Mechanismus der Anfallsprovokation scheint demjenigen beim Fernsehen zu entsprechen.

einschließlich der portablen Geräte wie dem »Gameboy«, dem »Gamegear« etc. Speziell einberufene Expertenrunden kamen zu der Schlussfolgerung, dass zwar davon ausgegangen werden kann, dass Videospiele zumindest bei Menschen mit einem vorbestehenden erhöhten Risiko epileptische Anfälle auslösen können, dieses Risiko insgesamt aber recht gering ist.

Dreiviertel der Betroffenen waren männlich, was ebenso wie der Altersgipfel um das 13. Lebensjahr mit der Bevorzugung von Videospielen durch Jungen um die Pubertät herum zusammenhängen dürfte. Am häufigsten kam es zu generalisierten tonisch-klonischen Anfällen, daneben aber auch zu typischen Absencen und myoklonischen Anfällen. Die weiteren Untersuchungen zeigten, dass zwei Drittel der Betroffenen eine idiopathische generalisierte Epilepsie hatten, davon jeder Dritte eine juvenile myoklonische Epilepsie (die besonders häufig mit einer Fotosensibilität kombiniert ist). Ein Drittel hatte auch schon ohne Videospiele Anfälle gehabt, teilweise mit Auslösung durch optische Reize, und bei 50–70 % zeigte das EEG unter Flickerlicht sogenannte epilepsietypische Potentiale, wie sie besonders häufig bei Menschen mit einer vererbten Epilepsiebereitschaft vorkommen.

Offenbar können sowohl am Fernseh- als auch Videospielbildschirm wechselnde, flickernde Lichtreize oder sich bewegende optische Muster wie einander abwechselnde helle und dunkle Streifen bzw. Flächen als auch Lichtblitze oder ähnliche Effekte epileptische Anfälle auslösen. Daneben können manchmal auch das beim Spielen erforderliche gedankliche Konzentrieren und damit verbundene Gefühle wie Erregung oder Ärger anfallsfördernd sein. Außerdem muss unbedingt die oft sehr lange Spielzeit mit dadurch bedingtem Schlafmangel berücksichtigt werden, und schließlich ist bei Betroffenen mit bekannter Epilepsie daran zu denken, dass es sich um ein rein zufälliges Auftreten eines oder mehrerer Anfälle handeln kann.

In einer amerikanischen Untersuchung wurden bei Betroffenen mit fokalen Anfällen EEGs abgeleitet, während sie sich im Mittel acht Stunden lang mit Videospielen beschäftigten. In dieser Zeit traten zwar insgesamt vier Anfälle auf, diese waren aber deutlich weniger

WISSEN

Für Epilepsien mit fokalen Anfällen gibt es keine Hinweise auf die den Anfall auslösenden Ursachen.

WICHTIG

Richtlinien und Vorsichtsmaßnahmen bei Videospielen

Eine englische Expertengruppe hat folgende Richtlinien und Vorsichtsmaßnahmen zur Verringerung des Risikos von epileptischen Anfällen bei Videospielen vorgeschlagen:

1. Besteht eine Fotosensibilität?

Menschen mit bekannter Epilepsie oder in der Familie bekannter Fotosensibilität sollten eine EEG-Ableitung mit Flickerlichtstimulation durchführen und feststellen lassen, ob sie fotosensibel sind.

2. Verhaltensregeln bei Videospielen

Wenn Menschen mit nachgewiesener Fotosensibilität dennoch Videospiele spielen möchten, sollten sie folgende Vorsichtsmaßnahmen treffen: Sie sollten Spiele mit bekannter Anfallsprovokation meiden.
Bei Kindern und Jugendlichen sollten informierte Erwachsene in der Nähe sein, die auch über Notfallmaßnahmen bei epileptischen Anfällen informiert sind.
Bei Videospielen unter Benutzung eines Computerbildschirms sollte dessen Durchmesser höchstens 17 Zoll betragen. Bei größeren Bildschirmen (und als Videoschirm benutzten Fernsehgeräten) sollte der Betrachtungsabstand mindestens das Vierfache der Bildschirmdiagonalen betragen (= zirka zwei bis zweieinhalb Meter).
Ein lang dauerndes Spielen über mehr als eine Stunde pro Spiel sollte unterbleiben, ebenso ein Spielen bei gleichzeitigem Vorhandensein anderer anfallsbegünstigender Umstände wie Schlafentzug, Fieber oder Hunger.

als die neun Anfälle in der entsprechenden Zeit am nächsten Tag ohne Videospiele. Es gibt also wie beim Fernsehen für solche Epilepsien keine Hinweise auf eine Anfallsauslösung durch Videospiele.

Sport

Viele Menschen mit Epilepsie haben Freude an sportlicher Betätigung, die gerade bei ihnen neben der körperlichen Fitness auch eine wichtige psychosoziale Bedeutung hat. Sport wird meist in Gruppen betrieben, was bei Menschen mit Epilepsie, die wegen ihrer Anfälle ohnehin schon einer Reihe von Beschränkungen ausgesetzt sind, einer Isolierung entgegenwirkt. Normale oder gar überdurchschnittliche sportliche Leistungen sind für ihr oft nicht besonders stark ausgeprägtes Selbstvertrauen und Selbstwertgefühl günstig.

Folgen körperlicher Anstrengung

Häufig wird befürchtet, dass ein vertieftes Atmen bei körperlicher Anstrengung zu einer erhöhten Anfallsgefahr führen könnte. Dies ist aber deswegen nicht der Fall, weil es dabei im Gegensatz zu einer verstärkten Atmung ohne körperliche Anstrengung (wie sie als »Hyperventilation« bei einer EEG-Ableitung erfolgt) gleichzeitig auch zu einer Anreicherung von sauren Abbauprodukten (Milchsäure) des Stoffwechsels kommt. Von diesen Stoffen ist bekannt, dass sie epileptische Anfälle hemmen. Insofern heben sich bei einer körperlichen Anstrengung die Auswirkungen einer vertieften Atmung und einer Anreicherung von Milchsäure, die unter anderem auch für den »Muskelkater« verantwortlich gemacht wird, gegenseitig auf.

Schul- und Vereinssport

Leider werden Kinder mit Epilepsie in der Schule oft voreilig vom Sportunterricht befreit, und viele Eltern halten sie aus Furcht vor vermehrten Anfällen oder Unfällen auch vom Freizeitsport fern. Eine generelle Freistellung vom Schulsport sollte aber die Ausnahme und nicht die Regel sein. Obwohl solche Verbote oft in guter Absicht ausgesprochen werden, sind sie meist nicht oder nicht ausreichend begründet. Menschen mit Epilepsie können fast alle Sportarten weitgehend gefahrlos ausüben und sollten sich auch von

TIPP

Verbote als Ausdruck der Angst

Verbote sind oft in erster Linie Ausdruck einer übertriebenen Angst der Gesunden vor dem Kontakt mit einem Anfall beziehungsweise einer Krankheit. Häufiger ist es auch eine Frage des »Schwarzen Peters« beziehungsweise der Verantwortung im Verletzungsfall. Anstelle einer vernünftigen Absprache mit den Betroffenen werden dann eigenartige Gründe erfunden oder vorgeschoben, warum Menschen mit Epilepsie bei einer Sportart besser nicht mitmachen sollten.

übervorsichtigen Lehrern, Angehörigen, Ärzten oder Vereinstrainern nicht vorschnell davon abbringen lassen, wenn sie Spaß daran haben.

Tipp

Manchmal mögen die Kinder bestimmte Sportarten wie etwa Geräteturnen nicht und schieben dann gerne selbst ihre Epilepsie als Ausrede vor. In solchen Fällen sollte man nicht allzu kleinlich sein und den Betroffenen ruhig auch einmal einen Vorteil wegen ihrer Anfälle verschaffen.

Eine mögliche Gefährdung einschätzen

Eine bewährte Grundregel um die mögliche Gefährdung von Menschen mit Epilepsie durch Sport einzuschätzen ist ein Vorgehen nach dem gesunden Menschenverstand – wobei die jeweilige Epilepsie und Anfallshäufigkeit berücksichtigt wird. Bei seit längerer Zeit bestehender Anfallsfreiheit gibt es immer weniger Gründe, überhaupt irgendwelche Einschränkungen aufrechtzuerhalten. Bei sehr vielen Anfällen ist in Abhängigkeit von der Art der Anfälle und einer eventuellen tageszeitlichen Bindung oder Auslösung durch besondere Umstände zu überdenken, was sinnvoll ist und was nicht. Meist liegt die Problematik zwischen diesen beiden Extremen, das heißt, die Betroffenen werden etwa alle paar Wochen oder alle paar Monate einen Anfall haben. Dann ist es naturgemäß am schwierigsten, eine vernünftige Entscheidung darüber zu treffen, ob ein Anfall bei der in Frage kommenden Sportart tatsächlich eine nennenswerte erhöhte Gefährdung für die Betroffenen oder auch für andere Menschen mit sich bringt.

Geeignete und ungeeignete Sportarten

Es gibt einige Sportarten, die für Menschen mit aktiven Epilepsien prinzipiell nicht in Frage kommen beziehungsweise bei denen ein Anfall ein nicht vertretbar hohes Risiko bedeuten würde. Dazu zählen beispielsweise Tiefseetauchen, Hochgebirgsklettern oder Fallschirmspringen und Paragliding. Auf die besonderen Gefahren des Schwimmens wird im nächsten Abschnitt noch speziell eingegangen. Bei den meisten Sportarten ist es aber so, dass es von den jeweiligen Besonderheiten der Betroffenen und der bei ihnen auftretenden Anfällen abhängt, ob es Bedenken gibt oder nicht.

wichtig

Vorausgesetzt, die Betreuer und Sportkameraden sind informiert, können sehr viele Sportarten mehr oder weniger problemlos ausgeübt werden. In aller Regel ist ein Anfall auf einem Sportfeld nicht gefährlicher als zu Hause in der Wohnung oder auf der Straße.

Wettkämpfe und Leistungssport

Selbst wenn ein Betroffener merken sollte, dass eine bestimmte Form sportlicher Betätigung zu einer Zunahme seiner Anfälle führt, heißt dies noch nicht notwendigerweise, dass diese Sportart überhaupt nicht mehr ausgeübt werden kann. Besonders wenn gerade diese Sportart Freude bereitet, kann zum Beispiel versucht werden, die entsprechenden Übungen etwas zu verändern oder zeitlich zu begrenzen. Auch bei Wettkampf- oder sogar Leistungssport bestehen keine grundsätzlichen Bedenken. Obwohl der Leistungssport in vielen Bereichen immer mehr mit Geld und Stress und immer weniger mit Spaß oder Lust zu tun hat, sind auch manche Leistungssportarten für Menschen mit nicht allzu häufigen Anfällen ohne nennenswerte Probleme möglich. Dies gilt zum Beispiel für die meisten der in der linken Spalte der folgenden Tabelle genannten Sportarten.

Besonderheiten des Wassersports

Für alle Fachleute, die sich längere Zeit mit Epilepsie beschäftigen, stellt es eine der traurigsten Erfahrungen überhaupt dar, dass sie immer wieder von Betroffenen hören, die bei einem Anfall ertrunken sind. Ertrinken ist eine der häufigsten unnatürlichen Todesursachen bei Menschen mit Epilepsie! Schwimmen und anderer Wassersport ist für viele Menschen mit Epilepsie also mit besonders hohen Risiken verbunden, weshalb auch besondere Vorsichtsmaßnahmen sinnvoll sind.

WISSEN

Auch von Selbsthilfegruppen wird über vermeidbare Badeunfälle berichtet, die meist darauf zurückzuführen sind, dass ohne ausreichenden »Begleitschutz« beziehungsweise an gefährlichen Orten wie im offenen Meer oder nicht bewachten Baggerseen gebadet wurde.

wichtig

Alleine schwimmen zu gehen, ist für alle Menschen nicht besonders vernünftig.

Auch Gesunden kann im Wasser etwas passieren. Für Menschen mit einer Epilepsie ist Schwimmen ohne Begleitung aber schlichtweg eine der größten Dummheiten, die sie machen können. Selbst wenn sie eine Aura haben und das Herannahen eines Anfalls spüren, kann es sehr rasch zu einer Ausweitung des Anfalls kommen, was das sichere Erreichen des Beckenrandes oder Ufers erschwert oder sogar verhindert. Das heißt nicht, dass Menschen mit Epilepsien prinzipiell nicht Schwimmen oder keinen Wassersport betreiben können. In Schwimmbädern gibt es Bademeister, die informiert werden sollten.

WISSEN

Manche Betroffene üben selbst ungewöhnliche Sportarten wie z. B. Unterwasserrugby aus, nachdem sie ihre Mitspieler informiert und gebeten haben, auf sie zu achten.

Sport und Epilepsie

In der Regel geeignet	Bedingt geeignet	In der Regel nicht geeignet
Angeln (in Begleitung)	Bogenschießen	Boxen
Basketball	Bootfahren	Bungeespringen
Bodenturnen	Eissport	Fallschirmspringen
Bowling	Fechten	Flugsport
Golf	Fußball	Gebirgsklettern
Handball	Geräteturnen	Gleitschirmfliegen
Leichtathletik	Gewichtheben	Klettern (Schule)
Ponyreiten (in Begleitung)	Hockey	Motorsport
Ringen	Inlineskaten	Schießen Pistolen, Gewehre
Rudern (in Begleitung)	Radfahren	Schwimmen unbeaufsichtigt
Schwimmen (in Begleitung)	Reiten	Skifahren gefährliche Abfahrt
Schnorcheln (in Begleitung)	Ringen	Skispringen
Skifahren Langlauf	Segeln	Surfen
Tanzen	Skateboard (Helm)	Tiefseetauchen
Tennis	Skifahren leichtere Abfahrt	
Tischtennis	Trampolinspringen	
Volleyball	Wasserski (Weste)	

Kraftfahrtauglichkeit

Sowohl der Erwerb als auch der Besitz des Führerscheins werden besonders von jungen Menschen häufig als Selbstverständlichkeit betrachtet. Damit verbinden sich Begriffe wie die Verwirklichung der persönlichen Freiheit und des Sozialprestiges. Für Menschen mit Epilepsie ist aber oft wichtiger, dass die Fahrtauglichkeit für die Ausübung zahlreicher Berufe unerlässlich ist. Da etwa 70 % der Menschen mit Epilepsie durch Medikamente weitgehend anfallsfrei leben und sozial integriert sind, ist auch ihr Wunsch berechtigt, den Führerschein zu erwerben.

Die rechtliche Situation

Nach der Fahrerlaubnisverordnung (FeV) hat die zuständige Behörde in Deutschland vor der Erteilung einer Fahrerlaubnis zu prüfen, ob ein Antragsteller zum Führen von Kraftfahrzeugen geeignet ist, was unter anderem bei Bedarf auch das Beibringen von Gutachten beinhaltet. In einer Anlage zur FeV sind zahlreiche Krankheiten (u. a. Epilepsie) und Mängel in Bezug auf die Eignung und bedingten Eignung zum Führen von Kraftfahrzeugen aufgelistet.

Die Behörden orientieren sich bei ihren Entscheidungen weitgehend an Empfehlungen von ärztlichen Fachgesellschaften und Beratergremien, von denen diejenigen eines gemeinsamen Beirates für Verkehrsmedizin beim Bundesministerium für Verkehr; Bau- und Wohnungswesen und beim Bundesministerium für Gesundheit das größte Gewicht haben. Die bislang letzte (7.) Auflage des Textes »Begutachtungs-Leitlinien zur Kraftfahrereignung« erschien Ende 2009 und beinhaltete Neuregelungen unter dem Aspekt einer Harmonisierung in der EU.

WISSEN

Wenn die möglichen Risiken beurteilt werden, geht es dabei um ein Abwägen zwischen dem Anspruch auf den Führerschein sowie einer möglichen Gefährdung von Drittpersonen. Epileptische Anfälle am Steuer sind insgesamt sehr selten.

Register

Empfehlungen von Dr. med. Günter Krämer

Adressen

Deutschland

Informationszentrum Epilepsie (IZE) der Deutschen Gesellschaft für Epileptologie e. V.
Reinhardtstr. 27 c
D-10117 Berlin
Tel.: 0700 13141300 (vormittags)
Fax: 0700 13141399
www.izepilepsie.de

Deutsche Epilepsievereinigung (DE)
Zillestraße 102
D-10585 Berlin
Tel.: 030 3424414
Fax: 030 3424466
www.epilepsie-vereinigung.de

Epilepsie Bundes-Elternverband e.V. (e.b.e.)
Bommerfelder Ring 29
D-58452 Witten
Tel.: 02302 2052859
www.epilepsie-elternverband.de

Stiftung Michael
Alsstraße 12
D-53227 Bonn
Tel.: 0228 94554540
Fax: 0228 94554542
www.stiftung-michael.de

Österreich

Österreichische Gesellschaft für Epileptologie
Hermanngasse 18/1/4
A-1070 Wien
Tel.: +43 (0)1 8903474
Fax: +43 (0)1 890347425
www.ogfe.at

Epilepsie Dachverband Österreich (EDÖ)
Kaltenleutgebnerstraße 24/10.1D
A-1230 Wien
Mobil: +43 (0)664 1254788
Tel.: +43 (0)1 8861315
www.epilepsie.at

Epilepsie Interessensgemeinschaft Österreich
Georgigasse 12
A-8020 Graz
Tel.: +43 (0)664 1617815
www.epilepsie-ig.at

Schweiz

Schweizerische Epilepsie-Liga, Geschäftsstelle
Seefeldstr. 84
CH-8008 Zürich
Tel.: +41 (0)43 4886777
Fax: +41 (0)43 4886778
www.epi.ch

Epi-Suisse Schweizerischer Verein für Epilepsie
Seefeldstrasse 84
CH-8008 Zürich
Tel.: +41 (0)43 4886880
www.epi-suisse.ch

Bibliografische Information der Deutschen Nationalbibliothek
Die Deutsche Nationalbibliothek verzeichnet diese Publikation in der Deutschen Nationalbibliografie; detaillierte bibliografische Daten sind im Internet über http://dnb.d-nb.de abrufbar.

Programmplanung: Katja Liese, Kathleen Rother
Redaktion: Monika Riedlinger
Bildredaktion: Christoph Frick

Umschlaggestaltung: © Thieme
Layout: CYCLUS · Visuelle Kommunikation, Stuttgart

Bildnachweis:
Umschlagmotiv und Bild S. 3: © Thieme
Fotos im Innenteil: S. 17 © Maria Sbytova/stock.adobe.com, S. 27 © Маргарита Манухо/stock.adobe.com, S. 31 © esthermm/stock.adobe.com, S. 46 © mrcmos/stock.adobe.com, S. 61 © igishevamaria/stock.adobe.com, S. 73 © Elenathewise/stock.adobe.com, S. 86 © digitale-fotografien/stock.adobe.com, S. 98 © SIA/stock.adobe.com, S. 104 © elenaburn/stock.adobe.com, S. 106 © kreativwerden/stock.adobe.com, S. 112 © Gina Sanders/stock.adobe.com, S. 117 © Romolo Tavani/stock.adobe.com, S. 121 © matimix/stock.adobe.com, S. 124 © prachid/stock.adobe.com, S. 128 © Aguaviva/stock.adobe.com
Die abgebildeten Personen haben in keiner Weise etwas mit der Krankheit zu tun.
Zeichnungen: S. 12, 18 Heike Hübner, Berlin; S. 10, 22, 37, 55, 79, 94, 110 © Thieme

3. Auflage 2021

TRIAS Verlag in Georg Thieme Verlag KG
Rüdigerstraße 14, 70469 Stuttgart
www.trias-verlag.de

Printed in Germany

Satz und Repro: Fotosatz Buck, Kumhausen
gesetzt in: Adobe InDesign CS5
Druck: AZ Druck und Datentechnik GmbH, Kempten

Gedruckt auf chlorfrei gebleichtem Papier

ISBN 978-3-432-11367-8 2 3 4 5 6

Auch erhältlich als E-Book:
eISBN (ePub) 978-3-432-11368-5

Wo datenschutzrechtlich erforderlich, wurden die Namen und weitere Daten von Personen redaktionell verändert (Tarnnamen). Dies ist grundsätzlich der Fall bei Patienten, ihren Angehörigen und Freunden, z.T. auch bei weiteren Personen, die z.B. in die Behandlung von Patienten eingebunden sind.

Thieme wendet sich gleichermaßen an Menschen jeder Geschlechtsidentität und nennt Autor*innen konkrete Beispiele, wie sie alle Lesenden gleichberechtigt ansprechen können. Die Ansprache aller Menschen ist ausdrücklich auch dort intendiert, wo im Text (etwa aus Gründen der Leseleichtigkeit, des Text-Umfangs oder des situativen Stil-Empfindens) z.B. nur ein generisches Maskulinum verwendet wird.